U0224676

口腔
物语
くちペディア

〔日〕真木吉信　〔日〕萩名子 / 编著

杨凯 / 主审　唐洪　潘郁灵 / 译

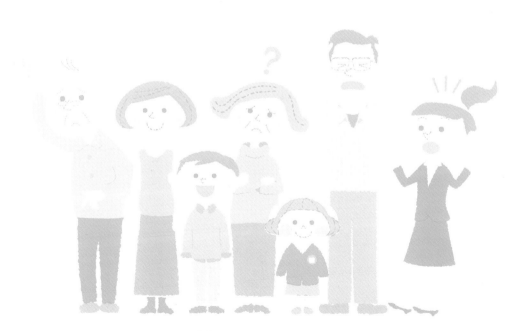

重庆出版集团 重庆出版社

KUCHI-PEDIA

Edited by MAKI, Yoshinobu, et al.

Copyright © 2020 Ishiyaku Publishers, Inc. Tokyo, Japan.

All rights reserved.

First original Japanese edition published by Ishiyaku Publishers, Inc. Tokyo, Japan.

Chinese (in simplified characters only) translation rights arranged with Ishiyaku Publishers, Inc. Tokyo, Japan through CREEK & RIVER Co., Ltd. and CREEK & RIVER SHANGHAI Co., Ltd.

版贸核渝字(2021)第 044 号

图书在版编目(CIP)数据

口腔物语 / (日) 真木吉信, (日) 萩名子编著; 唐洪, 潘郁灵译. —重庆: 重庆出版社, 2021.10
 ISBN 978-7-229-16049-4

 Ⅰ.①口… Ⅱ.①真… ②萩… ③唐… ④潘… Ⅲ.①口腔—保健—基本知识 Ⅳ.①R78

 中国版本图书馆 CIP 数据核字(2021)第 183628 号

口腔物语
KOUQIANG WUYU
[日]真木吉信 [日]萩名子/编著   杨凯/主审   唐洪 潘郁灵/译

责任编辑:陈 冲
责任校对:何建云
装帧设计:鹤鸟设计

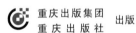

重庆市南岸区南滨路162号1幢 邮政编码:400061 http://www.cqph.com
重庆友源印务有限公司印刷
重庆出版集团图书发行有限公司发行
全国新华书店经销

开本:787mm×1092mm 1/16 印张:7.5 字数:150千
2021年10月第1版 2021年10月第1次印刷
ISBN 978-7-229-16049-4
定价:68.00元

如有印装质量问题,请向本集团图书发行有限公司调换:023-61520678

中文版推荐序

口腔健康是全身健康的重要组成部分。口腔疾病如龋病、牙周病等会破坏牙齿、牙龈及牙槽骨组织，导致牙齿疼痛、牙齿松动或缺失、牙龈出血及流脓等症状，影响咀嚼、进食、发音和美观等。一些口腔疾病还可能发生癌变，直接威胁人类的生命！近年来的研究也证实，牙周炎、慢性根尖周脓肿等口腔疾病可导致或加重糖尿病、肾炎、心血管疾病和关节炎等其他全身系统性疾病的发生或发展。

随着社会的进步，人们越来越认识到口腔健康的重要性。我国发布的《"健康中国 2030"规划纲要》特别提出要加强口腔健康工作，强调对口腔疾病预防的重要性。

《口腔物语》是一本值得推荐的口腔健康科普书籍。此书基于科学及专业角度，用大量生动有趣的图片，以及通俗易懂而又简短的语言介绍了常见口腔疾病发生的原因、产生的危害及目前的预防方法，引导读者从"口腔治疗"向"口腔预防"转变。此书版式活泼轻松，读者只需利用碎片化的时间即可学习口腔健康知识；在内容上，其根据不同年龄阶段口腔健康问题的特点，分幼儿篇、少儿篇、成人篇和中老年人篇进行介绍，针对性更强，实用性更佳。此书也很好地体现了人文关怀，例如对不配合刷牙的儿童，书中指出父母不应责备和强迫，而是要把刷牙变成一种亲子互动游戏；对没有时间进行口腔健康护理的成年人，应学会将目标拆分，最终实现目标。

我很高兴为此书作序，希望更多的人重视口腔健康，并能正确选择适合自己的预防或治疗口腔疾病的方案。

杨凯　教授/博士生导师
2021 年 8 月 27 日于重庆

原版前言

　　龋齿可不会像皮肤伤口一样能自然愈合，虽然我们可以将牙齿龋坏部分磨掉，然后使用树脂或金属等补牙材料进行填充，但是牙体组织却永远也无法恢复如初了。困扰着许多人的牙周病，也需要依靠精湛的医疗技术进行治疗，而且需花费很长的时间才能使受损的牙龈及牙槽骨得到有效修复。越来越多的研究结果表明，口腔疾病对机体的健康有直接影响。近年来，关于口腔癌的报道更是引起了大众的广泛关注。

　　《口腔物语》介绍了龋齿、牙周病、口臭、牙菌斑、牙石、根面龋等口腔问题及其处理方式，借此引导所有读者将目光从"口腔治疗"转向"口腔预防"。书中不仅介绍了氟化物及窝沟封闭的应用，还提出了一种从"治疗"到"保健"的新型牙科诊疗方式，这种方式要求评估及记录每位患者的龋齿风险，并将其运用到具体的治疗中去。

　　俗话说，千人千面，百人百性，不同个体的口腔状况也各不相同，从牙齿形态、牙体组织及唾液分泌状况，到口腔细菌的类型和数量，都存在极大的差异。因此，口腔医师在患者进行牙齿治疗或口腔保健时，应对其口腔进行常态化监控，掌握口腔疾病风险情况。

　　在《口腔物语》的编辑整理过程中，我们将内容按不同的年龄阶段进行划分，尽可能运用简明易懂的医学术语和语言表述，并采用了让读者即便随意翻开一页也能轻松阅读的版面结构。

　　虽然这是一个充斥着各种医疗、牙科相关报道和信息的年代，但是我们也应根据个人的生活方式、经济状况、自身需求以及口腔和身体的具体情况，并在知情同意的前提下，选择适合自己的最佳治疗方案。我们衷心希望，本书中介绍的基础牙科信息，可以作为读者在难以选择治疗和预防方法时的第二医疗意见（医生以外的专业建议），同时为读者与牙医或牙科保健师搭建沟通交流的桥梁。

真木吉信　萩名子

2020 年 9 月

目 录

口腔概要

幼儿篇

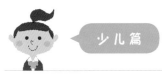

少儿篇

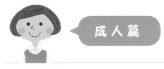

成人篇

中老年人篇

问　答

专栏

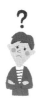

牙医的秘密

口腔概要

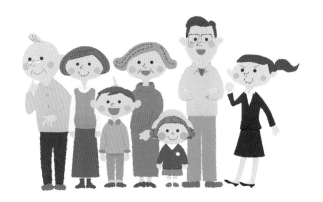

1. 做好口腔护理，提高机体免疫力

病毒通过口鼻侵入机体，可引起流行性感冒、普通感冒、新型冠状病毒肺炎等疾病，甚至增加人体罹患可危及生命的重症及感染的风险。那么，通过口腔护理，增强口腔黏膜屏障防护能力，能否减少病毒经口侵入机体、降低感染及重症化风险呢？这个问题一直是业界的研究课题。

口腔——病毒"入口"

人体感染新型冠状病毒肺炎（COVID-19）就是从病毒侵犯鼻孔、口腔中的血管紧张素转换酶Ⅱ（ACE2）开始的（图1），ACE2如同新型冠状病毒的锁孔。ACE2在口腔中的分布最广，因此考虑到PCR检测的灵敏度及检测时的感染风险，唾液检测是最为妥当的方法。

研究表明：如果做好口腔清洁，ACE2这一锁孔就会被唾液中的糖蛋白覆盖；口腔清洁做得不好，大量牙周

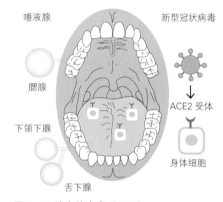

图1 口腔中的病毒"入口"

病细菌释放出的蛋白质分解酶就会分解糖蛋白，ACE2因此暴露，新型冠状病毒就更容易附着于口腔黏膜上，从而增加人体感染的风险。

口腔护理能降低重症化风险

牙周病细菌及毒性物质会破坏牙龈组织，并随血液扩散至全身，引发慢性炎症。

此时全身的免疫细胞会释放出细胞因子，引起细胞因子风暴（cytokine storm），这是免疫细胞的过度激活，会导致人体重症化及死亡风险。假如此时机体再度感染新型冠状病毒，将导致双重感染，增加出现细胞因子风暴的风险。对此，我们应当做好口腔清洁，降低重症化风险。

口腔护理可有效抵御病毒侵袭

新型冠状病毒会通过空气中的飞沫传播，口腔内存在大量的病毒受体ACE2。因此，和预防流行性感冒等其他病毒感染性疾病一样，做好口腔预防及口腔卫生管理能够防止病毒蔓延。在托儿所、幼儿园及中小学等场所推行的氟化物口腔清洁举措已经证实，良好的刷牙、漱口习惯不仅能预防龋齿，对增强个人体质也有帮助。因此，口腔护理不仅能预防龋齿、牙周病、口臭，还是预防全身病毒感染性疾病简单易行的举措。

参考文献

1）コロナに負けない! 免疫力&歯みがき入門. プレジデント5月15日号，15～80，2020.

2）Int. J. Oral. Sci. 2020; 12:11. Published online 2020 Apr 17.

专栏 专业口腔护理有效降低流行性感冒患病率

该研究的调查对象为居家老年人，研究的内容是对比在冬季前后6个月内采取不同口腔护理方式的人群的流行性感冒患病率。结果表明，仅刷牙的92人中有9人（9.8%）患流行性感冒，而接受口腔卫生士的专业口腔护理的98人中仅有1人（1%）患流行性感冒（专业口腔护理组的患病率明显低于仅刷牙组）。

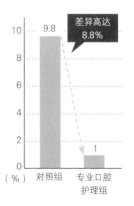

不同口腔护理方式人群的流行性感冒患病率

参考文献

阿部修，石原和幸，奥田克爾，米山武義：高齢者呼吸器感染予防の口腔ケア. 日本歯科医学会誌，25：27～33，2006.

2. 何为炎症?

牙周炎、牙龈炎、智牙冠周炎等带"炎"字的疾病十分常见。"炎"是"炎症"的缩写,那么炎症究竟是什么呢?

炎症是对身体的保护

我们都有这样的体验:当不小心切到手或打耳洞时,受伤部位会出血,伤口周围会发红、肿胀,还会伴随疼痛。此时,受伤部位的毛细血管扩张,多种快速反应型的免疫细胞(天然免疫系统细胞)快速聚集,开始吞噬相应的细菌或病毒,清除受损的细胞(图2)。反应慢一些的免疫细胞(获得性免疫系统细胞)随后赶来,开展对入侵外敌的"信息整理、记录"工作。

图 2　免疫细胞

随着伤口愈合,红肿、疼痛也逐渐缓解或消失,这代表着炎症逐渐减轻,最终治愈。拔牙后机体也会出现类似的表现。

炎症的利弊

炎症虽然是人体的一种防御机制,但有时也会给人体带来困扰。炎症反应会引起机体损伤,如果炎症能在短时间内痊愈,则机体受损的范围将十分有限,不会造成严重的破坏;反之则不然。

起病急骤、持续时间短的炎症被称为"急性炎症",进展缓慢、持续时间长的炎症被称为"慢性炎症"。牙科疾病中的急性牙髓炎,多是指龋齿没有及时处理而引起的剧烈疼痛。这一炎症对牙齿的构造也会产生影响,其引起的疼痛相当剧烈。在牙周病中,牙周炎严重时会影响牙槽骨,但其病情进展缓慢,属于慢性炎症,因此在临床上多被称为慢性牙周炎。

压力与慢性炎症、生活习惯病

有时候，压力过大也会导致炎症的发生。压力累积到一定程度会影响人的心情，压力长期得不到释放还会对人的行为、身体健康产生影响。

长期以来，糖尿病、高血压、心脏疾病、癌症等与生活不良习惯有关的疾病被认为与牙周病没有关联，但事实上它们有一个基本的共同点，那就是都与慢性炎症相关，且关系非常密切，相互影响。因此，从广义上讲，保持健康的生活方式，防止慢性炎症的诱因累积，也有助于预防生活习惯病。

随着年龄的增长，机体免疫功能会下降，即"免疫衰退"。因此注意避免生活中可能导致炎症发生的营养过剩或不足、运动量不足、偏食、压力过大等因素，增强身体综合素质，也有助于提升免疫功能，维持口腔健康。而相应地，维持口腔健康会让我们更大概率地拥有健康的身体。

参考文献

宗像恒次：SAT 疗法．金子书房，2006.

 关于牙周病术语的烦恼

牙周病本身并不复杂，但关于"牙周病"的表述曾让笔者很是头疼，因此有必要让读者对此有所了解。

"牙周病"一词对大众来说相对容易理解，因此在实际生活中被广泛使用。提到牙周病，我们大体也能联想到牙齿松动、牙周出血、口臭等症状。实际上，牙周病可以分为两种，出现上述症状的是"牙周炎"，而同为牙周病的"牙龈炎"并不会影响支撑牙齿的牙槽骨。

或许有人会疑惑：那将"牙周炎"和"牙龈炎"区分开来岂不更好？统一表述会不会更难于理解？笔者在进行表述时主要依据统计资料，实际上许多时候临床上还存在难以区分的中间状态。因此最终本书中虽然也有将"牙周炎"和"牙龈炎"区分开的情况，但大多数时候还是使用"牙周病"来表述大众印象中对牙槽骨有影响的"牙周炎"。

分类		症状	患者年龄层
牙周病	牙龈炎	仅牙龈发炎（牙龈红肿、出血）	从儿童到老年人均可见
	牙周炎	牙龈炎症 + 牙周袋（支撑牙齿的牙槽骨受损）	多发于中老年人

3. 龋齿真的减少了吗？

眼下，就连口腔专家也常说"龋齿数量正在慢慢减少"。不知大家是否也这么认为呢？那么就让我们用最新的数据来验证一下吧。

剩余的牙齿数量变多了

图3显示的是日本厚生劳动省每6年开展一次的"口腔疾病调查"的结果。该调查按照不同的年龄层对日本成人的牙齿数量（恒牙数量）进行统计。所有年龄层人群的剩余牙齿数量都出现了增加的趋势，2016年的最新数据显示，在日本的人群中，依旧拥有超过20颗真牙的"8020标准达成者"的比例高达51.2%，已经超过了日本21世纪国民健康运动设定的50%的目标。尽管在剩余牙齿数量方面已经达成了目标，但与此同时，我们要把目光转向口腔疾病、龋齿和牙周病。

从图4可以看出，在15岁以上的人群中，"因炎症而出现4mm以上牙周袋"，即患有牙周炎的人数比例逐年增加，在剩余牙齿数量有所增加的同时，牙周病的发病率也正逐步上升。

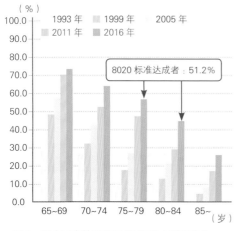

图3 剩余牙齿数量高于20颗的人群百分比

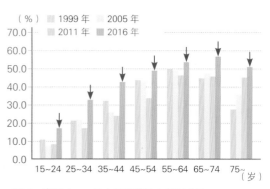

图4 出现4mm以上牙周袋的人群百分比

剩余牙齿数量增加了，但龋齿数量也增加了

与牙周病不同，龋齿的治疗方法是去除病灶后，以金属或树脂材料进行填充。龋齿是一种无法自愈的疾病，成人的牙齿（即恒牙）患龋后会如何发展呢（图5）？在5~34岁的人群中，患有龋齿（包括未接受过治疗或接受过治疗）的人数正逐年减少。但是，在45岁以上的人群中，随着剩余牙齿数量的增加，龋齿数量也出现了显著上升的趋势。日本口腔疾病现状调查结果显示，乳牙龋齿（图6）和12岁儿童的恒牙龋齿（图7）的数量自20世纪60年代末至70年代达到顶峰后就开始显著减少，因此，许多专家也提出了"龋齿正在减少"的观点。然而，从日本国民的恒牙龋齿状况来看，45岁以上人群的龋齿患病率事实上是有所上升的，因此，现在也依然是"龋齿数量持续增加"的情况。

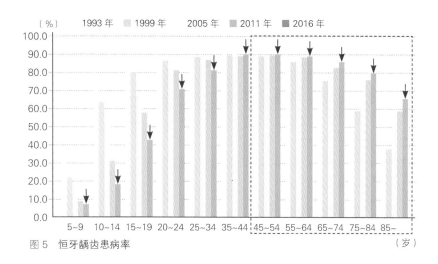

图5 恒牙龋齿患病率

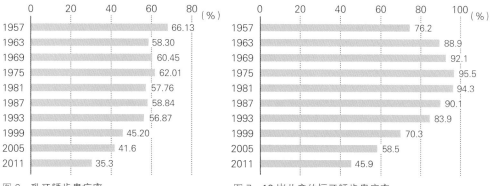

图6 乳牙龋齿患病率

图7 12岁儿童的恒牙龋齿患病率

4. 龋齿的产生

我们要了解龋齿产生的原因，并思考龋齿数量增加对口腔咀嚼和吞咽功能的影响。

龋齿产生的条件

大家是否曾见过龋齿三联因素图（图8）？在这个图中，只有处于三个环的重叠区域，即同时具备三个因素，才有可能产生龋齿（译者注：有学者认为第四个因素即时间因素也必须考虑在内，从而将三联因素理论发展成为四联因素理论——细菌、食物、宿主和时间，即龋齿的产生要求有敏感的宿主、口腔致龋菌群的作用以及适宜的底物，而这些底物又必须在口腔内滞留足够的时间）。

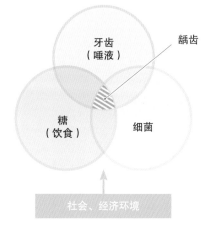

图8　龋齿三联因素图（龋齿产生的条件）

龋齿产生的第一个要素是"牙齿"，具体来说，就是包含牙齿和唾液特性在内的身体健康状况。"有牙齿"是龋齿产生的必要条件之一。现如今，甚至连老年人的牙齿缺失问题也有了普遍的改善，所以不仅儿童需要预防龋齿，老年人也要时刻注意保护牙齿。龋齿产生的第二个要素是"细菌"，也就是致病菌。变异链球菌是龋齿的典型致病菌，但并非唯一的致病菌。这些细菌（常驻菌）原本就一直生活在口腔内，因此口腔内是无法实现无菌状态的。龋齿产生的第三个要素是"糖"。说到糖，可能大家都会觉得明显有甜味的食物才含有糖，事实上米饭、面包、洋葱等食物以及乳制品也都含有糖。因此，饮食本身也是龋齿产生的一个必要条件。

除了这三个要素外，摄取食物和进食的频率，以及社会、经济状况等都与龋齿的产生有很大关系。

拥有一口真牙自然是好事，但我们肯定也做不到口腔无菌或是不吃不喝。因此，我们要针对三因素采取相应的预防措施。牙齿的排列十分复杂，去除致病菌(牙菌斑)也是一件非常棘手的事。另外，唾液腺分泌的唾液减少也会导致细菌增加。所以这三个因素并非各自独立，而是互为关联。在龋齿预防方面，我们也应对生活环境与社会、经济等因素进行综合考虑。

老年人的龋齿数量正在增加

图 9 显示的是各年龄层人群根面龋（图 10）的患病率。比较 1996 年和 2017 年的数据可知，近 20 年来人们的剩余牙齿数量一直在不断增加。与此相对应的是，自 20 世纪 60 年代起，根面龋的数量也在不断增加。此外，据相关资料显示，同样是 80 岁的老年人，剩余牙齿数量不足 20 颗的人，比剩余 20 颗以上的人（8020 标准达成者）更容易罹患全身性疾病。众所周知，咀嚼或吞咽食物的能力（口腔功能）下降，会导致人体营养状况不良，甚至可能引发肺炎。

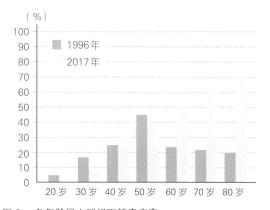

图 9　各年龄层人群根面龋患病率

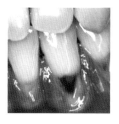

图 10　根面龋

参考文献

1）日本口腔衛生学会編：平成 28 年歯科疾患実態調査報告．口腔保健協会，2019.

2）眞木吉信：成人および老年者における歯根面齲蝕の病因と疫学．日歯会誌，45:205 ～ 217，1992.

3）サンスター千里診療所：歯根面むし歯有病率と年代の関連．日本保存学会報告，2017.

5. 引发龋齿的牙菌斑

食物残渣、牙石、牙渍（有色污垢）等，都含有可能引发龋齿的牙菌斑（牙垢）。但是也有把牙菌斑称为生物膜的说法，这到底是怎么回事呢?

什么是牙菌斑

如果我们在花瓶或浴缸里装上水并静置几天，花瓶或浴缸内壁就会变得黏糊糊。这层黏糊糊的物质就是生物膜。

牙齿表面形成的一层细菌生物膜，被称为牙菌斑（牙垢）（图11）。牙菌斑是一种黄白色的黏性附着物，会让原本光滑的牙齿表面变得粗糙。

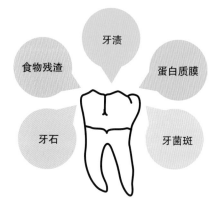

图11 黏附于牙齿表面的物质（许多物质都会黏附在牙齿表面，牙菌斑就是其中之一）

牙菌斑的形成

人们可能会觉得牙菌斑与食物残渣是同一种物质，但事实上并非如此。牙菌斑主要是由食物中的糖分分解后形成的黏性物质(难溶性葡聚糖)和龋齿的致病菌(主要是变异链球菌)等所组成（图12）。黏性物质不溶于水，因此可以牢固地黏附在牙齿上，而不被唾液等冲走。

牙菌斑在牙齿表面形成时，圆形的细菌会首先附着在牙齿表面的一层薄膜（唾液薄膜）上并逐渐繁殖，接着，长形的细

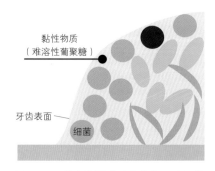

图12 牙菌斑的形成（牙齿表面的细菌会慢慢附着于唾液薄膜上，并形成生物膜）

菌也慢慢附着、堆积，并最终形成牙菌斑。

牙菌斑的清除

牙菌斑就像一层薄膜一样牢固地黏在牙齿表面。

花瓶、浴缸内壁的黏性生物膜仅靠清水是无法清除的，必须使用海绵擦等工具。同理，牙齿表面的牙菌斑作为一种生物膜，也无法单纯通过漱口来清除，而必须使用牙刷、牙线、牙间隙刷和牙膏等清洁用品。

如果牙菌斑长时间堆积在牙齿表面，那么其中的变异链球菌产生的酸性物质就可能引发龋齿，或导致牙龈发炎。但事实上，有些人即使坚持刷牙也逃不掉发生龋齿的命运，原因如何，后文将会展开叙述。

牙医的秘密 **"C"代表的就是龋齿**

龋齿的书写方法有很多种。专业术语写作"龋齿"，英文写作dental caries，俗称蛀牙。在进行过填充治疗的区域周围形成的龋齿被称为"继发性龋齿"。不过大多数人在听到"继发性龋齿"的时候，可能都会觉得陌生。

牙医一般会用"C"来表示龋齿。C0、C1、C2、C3、C4则表示了龋齿的严重程度。龋齿表示牙体硬组织受到了侵蚀，"C"的数值越大，就代表龋齿越严重（译者注：国内学者根据龋齿病变的深度将龋齿分为浅龋、中龋、深龋）。C3表示受损的不只是牙体硬组织，就连牙髓（牙神经）也已经受到累及了。

"/"也是口腔诊所惯用的一个表述方式，严格来说是学校的牙科检查中常见的一个表述方式。因为牙医会用"/"来表示没有龋洞或填充物的牙齿，于是"/"就成了健康牙齿约定俗成的一种表示。当然，专业上也有用Normal的首字母"N"来表示正常牙齿，不过大家似乎更习惯于用"/"。除此之外，"○"表示正在治疗的牙齿，"△"表示应该进行拔除等治疗的牙齿。所以，当看到"/"时，就代表你的牙齿很健康。

6. 牙渍和牙石

当觉得牙齿颜色不正常时，首先要了解牙齿原本的颜色，其次要了解引起牙齿颜色改变的原因。牙渍和牙石都可能会使牙齿变色。

牙渍——牙齿变色的原因之一

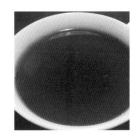

图13　茶也会欺负牙齿

茶叶中含有的氟和抗菌物质，可以保护牙齿健康，但同时也会在牙齿上留下一些"印记"（图13）。

如果刷牙的时候不使用牙膏，这些物质就会让牙齿变得越发黄浊。茶、咖啡、红茶、红酒中含有的多酚（单宁），以及香烟中的焦油等都会在牙齿表面形成"有色污垢"（牙渍）。牙渍逐渐沉积，于是牙齿就开始变得黄浊。我们每天在镜子中看到的牙齿颜色，很可能并非其原本的颜色。

牙石的本质——钙化的牙菌斑

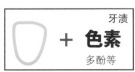

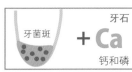

图14　牙渍和牙石（两种完全不同的物质，唯一的共同点就是均附着于牙齿表面）

与牙渍不同，牙石是唾液中的钙和磷在牙菌斑（牙垢）上不断沉积后产生的物质。钙等物质一旦沉积就会牢牢地黏在牙齿表面，仅仅通过刷牙是无法清除的。而且，牙齿表面的一些牙石与牙齿的本色十分相似，一般情况下很难被发现。牙龈下方也容易附着有牙石，但这些牙石很隐秘，只有牙医才能发现（图14）。

隐秘的牙石烦恼

大家可能会认为，牙石是会黏在牙齿表面的，这其实是一个误解。并不是所有的牙石都会附着在牙齿表面，并能够被肉眼所识别。牙龈缘下方也可能附着有牙石。

可见的牙石被称为龈上牙石，当我们观察口腔内部时，会发现一些很难分辨却又确实存在的浅黄色物质（图15）。不可见的牙石称为龈下牙石，是一种颜色很深且非常坚硬的物质，分布于牙龈缘以下的牙面上（图15）。牙石会隐藏在牙龈中，所以患者自己一般很难发现。仔细观察因牙周病而拔除的牙齿，可能就会发现一直延续到牙根的黑色龈下牙石。

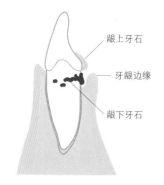

图15 龈上牙石和龈下牙石

牙石会加剧牙周病的发展，因此要尽量避免牙石的沉积。但是，关于去除牙石的时机和部位，即使严格遵照科学的牙周病诊治指南，也依旧会存在很多令牙医和口腔卫生士头疼的问题，例如牙石清除后造成的牙根外露是否会导致喝水外溢或导致牙周病患者的牙齿松动等。

牙渍与牙石的处理

去除牙渍：①自我护理，坚持每天用牙膏刷牙去除牙渍；②到专业口腔诊所，使用 PMTC 技术彻底清洁牙间隙。自我口腔护理 +PMTC 是非常有效的去除牙渍的措施。

去除牙石：到专业口腔诊所洗牙固然可以大大改善牙石问题，但通过正确的日常自我护理来清除牙菌斑，也可以大幅度减少牙石的沉积。

专栏 **唾液和牙石的关系**

唾液中所含的钙会促进龋齿的再矿化，而钙沉积在牙菌斑上后，就会产生加剧牙周病发展的因子——牙石。牙石一般喜欢附着在唾液腺导管口周围、下前牙舌侧及上磨牙颊侧。当明明没有龋齿，但清洁牙齿时，牙线还是被扯住或是被弄断，这时就要考虑牙石问题了。

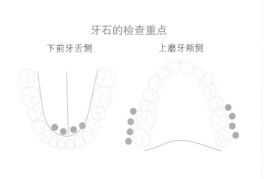

牙石的检查重点

下前牙舌侧　　上磨牙颊侧

7. 神奇的液体——唾液

唾液不仅能润滑口腔黏膜，还有助于降低龋齿发生的风险，帮助维持良好的口腔环境，进而维护身体健康。

唾液的来源

唾液是由聚集了大量腺泡细胞的唾液腺"生产"。唾液腺有大小"工厂"之分。腮腺、舌下腺、下颌下腺等大唾液腺是分泌唾液的"大工厂"，大唾液腺分泌的唾液通过导管输送，从脸颊内侧及口底进入口腔（图16）；而散布在舌、唇、脸颊内侧等处的小唾液腺则是分泌唾液的"小工厂"。

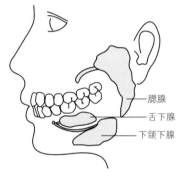

图 16　大唾液腺（位于耳前、舌下等处，向口腔输送唾液）

唾液的作用

唾液不仅能让我们感知食物的美味，还能够软化食物以便于吞咽，在食物摄取中起着极其重要的作用。唾液中的淀粉酶能够分解淀粉。此外，唾液具有清洁口腔的功能，唾液中的溶菌酶、过氧化酶、乳铁蛋白及免疫球蛋白（抗体）等还有抗菌的作用（图17）。

平时经常被人忽视的唾液其实作用很大，它能够帮助人体消化吸收、抑制病原体的入侵，保护我们的身体健康。

清洁作用 唾液的量越大，清洗污垢的能力就越强！

酸中和作用 唾液的缓冲能力越强，对致龋菌释放的酸的中和能力就越强。

抗菌作用 乳铁蛋白及溶菌酶等抗菌物质能够抑制细菌的繁殖。

再矿化作用 唾液中的钙能补充牙齿流失的钙，促进牙齿脱矿区的再矿化。

图 17　唾液的作用

唾液与口腔环境

每个人每天大约会分泌 1.5 升唾液。唾液的 pH 值约为 7.0，具有中和酸性物质的能力。进食后，唾液会中和致龋菌分解糖分后产生的酸，从而降低龋齿发生的风险（图 18）。此外，唾液还具有将牙釉质表面因被酸腐蚀而流失的钙等成分送还回去的能力（译者注：即再矿化作用。牙齿是人体最为坚硬的矿化组织，正常情况下牙釉质表面处于脱矿—再矿化的动态平衡，维持牙齿硬组织的结构、形态和功能。但当脱矿超过了再矿化，牙釉质表面的矿物质如钙等缓慢丢失，就会容易产生龋齿、酸蚀症等牙齿疾病）。唾液为维持正常的口腔环境、保护牙齿健康发挥了积极的作用。

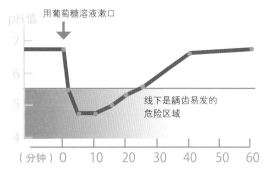

图 18　史蒂芬曲线（用 10% 的葡萄糖溶液漱口 1 分钟后的口腔 pH 值变化曲线。进食后，口腔内的 pH 值下降，呈酸性。随后唾液发挥作用，大约 40 分钟后口腔内的 pH 值恢复到饭前水平。Stephan 等，1940）

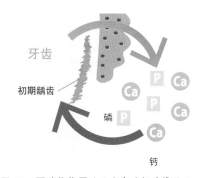

图 19　再矿化作用（唾液中的钙质等返回患有早期龋齿、极早期轻微龋齿的牙釉质中）

专栏　唾液的 24 小时

人的生活以一天为一个周期，唾液的分泌也存在昼夜节律变化，即随时间的变化而变化。白天时机体的唾液分泌极为旺盛，而睡眠时机体基本不分泌唾液。唾液具有冲洗食物残渣的清洁作用及抗菌作用，但机体在睡眠时唾液分泌较少，这些作用也就大打折扣。这时，口腔中的龋齿及牙周病致病菌便活跃起来。因此，睡前认真刷牙，维持好睡眠期间的口腔环境，才能在次日清晨一起床就有个好心情。

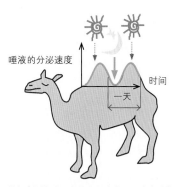

依据《安静时唾液的分泌速度及日内变动》（Dawes,1972）制作的插画。

8. 从唾液中发现患龋风险
——龋病风险评估

通过唾液进行龋病风险评估，可以预知自己患龋风险的高低，从而提早预防。这是口腔风险控制的一种有效手段。

唾液的特性

我国著名的兵书《孙子兵法》中写道："知己知彼，百战不殆"，可见自我认知是非常重要的，龋齿的预防也是如此。通过检查唾液的性状，就能知道自己发生龋齿的可能性有多大。

就像每个人都有不同的容貌和个性，口腔中的唾液也有着不同的性状。唾液中所含细菌的数量和类型，白细胞、蛋白质和氨的含量，唾液的酸碱度（pH 值）、中和能力（缓冲能力），以及唾液量，都是个体唾液的性状表现，同时也是用于判断龋病风险的依据。

口腔 RD 检测®（图 20、图 21）是一种比较简单的检测方法，可以在 15 分钟内测出唾液中的细菌总数，只要将涂有少量唾液的测试纸贴在手腕内侧，就能完成检测，所以很适合在学校等场所使用。口腔 SM®检测可以在 24 小时内检测出变异链球菌（图 22）的数量。口腔 SMT 检测（Salivary Multi Test）是通过收集漱口 10 秒后的唾液来检测其酸碱度、缓冲能力及龋齿致病菌数量的检验方法。

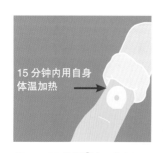

15 分钟内用自身体温加热

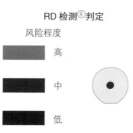

RD 检测®判定

风险程度

高

中

低

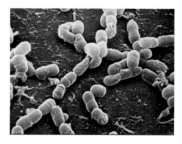

图 20　RD 检测®（一种方便、简单的检测方式，只要将测试纸贴在手腕内测 15 分钟就可以确定患龋风险）

图 21　RD 检测®（将测试盘与标准试纸进行对照，根据颜色变化进行判定）

图 22　显微镜下的变异链球菌（变异链球菌不仅会牢牢地黏附在牙齿上，还具有黏附其他细菌的能力。图片提供：东京齿科大学）

人体在紧张及放松状态下的唾液分泌

人体的三大调节系统包括植物神经系统、内分泌系统（分泌激素）以及免疫系统，其中神经系统与唾液的性质有着密切的关系。神经系统由交感神经系统和副交感神经系统组成，当人体处于紧张状态时，交感神经起主要作用；而人体在放松状态下，则是副交感神经起主要作用。交感神经起作用时，唾液分泌减少，唾液变黏；而当副交感神经起作用时，唾液分泌增加，唾液变得稀薄。进食时神经系统会将人体调节成最佳状态（图23）。唾液的分泌不仅与神经系统功能有关，也会在受到进食、说话、笑等嘴部动作的刺激后有所增加。因此，保持舒适的口腔环境，将会让我们享受轻松愉悦的生活！

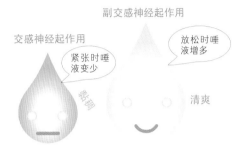

图23　唾液和植物神经系统（人体的紧张或放松状态都会对唾液的分泌产生影响）

专栏　儿童与龋病风险评估

该实验将8～11岁的儿童分为A、B两组：A组儿童曾接受过龋病风险评估，并采取了相应的预防措施；B组儿童不进行龋病风险评估，但定期采取口腔预防措施。在其后的2年零6个月的时间内，实验人员收集并记录他们的龋齿情况变化。

虽然定期采取预防措施的B组儿童的龋齿发生率并不高，但曾接受过龋病风险评估的A组儿童的龋齿预防情况更加理想。

了解风险并采取相应的措施，这一点十分重要。

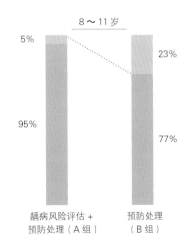

8～11岁

5% ┄┄┄┄ 23%

95%　　77%

龋病风险评估＋预防处理（A组）　　预防处理（B组）

■ 没有龋齿的人
■ 有龋齿的人

（白石，二川ら：日衛学誌，6（2）：55～61，2012.）

9. 龋齿预防

说起龋齿预防，想必大多数人的脑海里马上出现的是好好刷牙、少吃甜食吧。那就让我们通过一组珍贵的数据来看看，到底哪些方法可以有效预防龋齿。

用数据说话，看清龋齿的预防效果

美国著名牙医 Ernest Newbrun 在他的著作 *Cariology*（1978）中说明了各种场景下的龋齿预防方法，包括居家护理、医疗机构专业护理以及社区护理等，并通过数据对各种方法的实用性、费用及预防效果进行了说明（表1）。

表 1　龋齿预防方案及其效果对比

预防方案	预防龋齿的方法	实用性	费用	防龋效果
自我护理 （居家）	刷牙	良好 / 有效	/	不明确
	含氟牙膏	良好	低	良好
	含氟漱口水	良好	中	良好
	含氟啫喱	轻微 / 普通	高	良好
	氟补充剂	普通 / 轻微	高	有效
	饮食指导	良好 / 轻微	低	不明确
专业护理 （诊所）	专业性牙齿清洁 / 定期 （半年及以上）	普通	高	不明确
	专业性牙齿清洁（每周或隔周）	轻微	高	最好
	牙齿涂氟	普通	高	良好
	窝沟封闭	良好	高	良好
	饮食指导	良好 / 轻微	高	不明确
社区护理 （学校、机构）	刷牙（有时）	普通	中	无
	刷牙（每天）	普通	高	不明确
	自来水加氟	最好	低	更好
	含氟漱口水	良好	低	良好
	氟补充剂（学校）	良好	低	良好
	刷牙（保健中心）	良好 / 轻微	低	轻微
	窝沟封闭	普通	中	良好
	饮食指导	良好	不明确	不明确

从结果来看，在家中使用含氟牙膏或含氟漱口水，在口腔诊所进行牙齿涂氟，以及在学校等场所集体进行氟预防法（如使用含氟漱口水漱口等）均受到了广泛的好评。口腔诊所使用的在牙齿表面涂一层保护膜（封闭剂）的做法（窝沟封闭），也起到了很好的预防龋齿的效果。与此同时，该数据也表明诸如"使用牙刷刷牙"和"限制甜食"对龋齿预防的作用尚不明确。

氟（表2）对龋齿的预防效果已经得到了多方认证，并已在全球范围内得到了广泛运用，含氟牙膏已经成了大多数人的选择（译者注：婴幼儿在2岁之后便可以使用含氟牙膏，含氟漱口水则应在4岁之后使用）。

表2　涂氟剂、含氟漱口水及含氟牙膏的类型及氟浓度

氟的使用方式	氟化物类型	氟浓度（ppm）
牙齿表面涂氟	2% NaF（氟化钠）溶液	9000
	APF（酸性磷酸氟化钠）溶液	9000
含氟漱口水	NaF（氟化钠）：0.05%（每日法）	225
	NaF（氟化钠）：0.055%（每日法）	250
	NaF（氟化钠）：0.1%（每日法）	450
	NaF（氟化钠）：0.2%（每周1次法）	900
含氟牙膏	NaF（氟化钠）	1500
	Na_2PO_3F（单氟磷酸钠）	1500
	SnF_2（氟化亚锡）	1000

幼儿篇

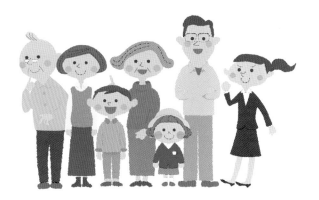

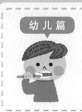

1. 乳牙生长期与饮食

在乳牙长齐之前，幼儿的身体与心理也在不断发育，各种咀嚼、咬合、口腔卫生问题也如雨后春笋般不断涌现。

乳牙的基本知识

早在第一颗乳牙萌出之前，宝宝的乳牙就已经开始生长了。事实上，早在宝宝还在妈妈肚子里牙齿生长就已经开始了。出生后约 6 个月，牙槽骨中开始隐约出现小小的牙冠（即牙齿的顶端部分），这是为了萌牙而做的准备。

出生后 8 到 9 个月，宝宝开始爬行，这时候，下前牙率先萌出。到了 1 岁 6 个月左右，上下前牙就长齐了。很多人都认为长牙就意味着拥有咀嚼能力了，事实上牙齿从萌出到能够咀嚼食物，还需要一段时间。

1 岁左右的食物标准

待 1 岁左右前牙萌出后，宝宝就可以用前牙咬食了，而非像之前那样只能用牙龈碾碎食物。不过这时的宝宝嘴里还只有几颗前牙（图 24），所以辅食仍要以牙龈可以碾碎的硬度为准。

纤维含量较高的肉类和蔬菜等需要用力咀嚼的食物，应待乳牙的磨牙长出一段时间，且上下牙能够咬合（图 25）之后再添加。

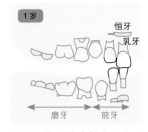

图 24 乳牙的生长（乳牙开始萌出时，其实颌骨内已经生长了许多牙齿）

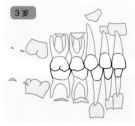

图 25 乳牙全部萌出（在 2 岁半到 3 岁之间，乳牙会全部萌出。到了 3 岁以后，乳牙的磨牙开始具备稳定的咀嚼功能）

短暂而混乱的自主进食阶段

到了3岁左右，宝宝的20颗乳牙基本全部萌出了。正如身高和体重存在个体差异一样，牙齿的萌出时间也并非人人相同，因此爸妈们不用着急，这不是竞赛。

每每看着孩子吃饭，爸妈们总会忍不住开始期待"要是能自己吃饭多好啊""要是能自己咬碎食物多好啊""要是能不挑食多好啊"。爸妈们最好不要抱有这种超出孩子自然生长发育规律的期待，应该静下心来仔细观察孩子口腔和身体的发育情况，并作出合理的饮食安排。不是每个孩子的发育情况都与教科书中记录的一模一样。

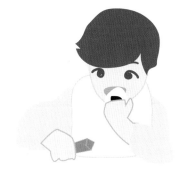

进食的目的不仅是摄取营养，还要让孩子逐渐学会感知口感、味道、摆盘和进食过程中发出的声音等。用手抓取食物，可以让孩子直观地感受食物的大小和硬度，从而对这个世界有更多的认知。随着口腔功能的发育，口腔敏感期到来，孩子也步入了一个更为丰富的感官世界（图26）。让孩子自主进食虽说会不时弄得满桌饭粒，甚至打翻饭碗之事时有发生，但毕竟这段自主学习的阶段是很短暂的，爸妈们不如好好享受这段"混乱"的时光吧！

图26　进食训练（食物的营养、食物的颜色与形状的搭配、用餐的氛围，对孩子的进食很重要。用手抓取食物的过程，也是眼手协调的训练过程）

专栏　**3～5岁儿童口腔护理**

孩子的20颗乳牙会在3岁左右长齐，磨牙也开始具备咬合的能力，自此就进入了稳定进食的阶段。

接着，孩子开始学习如何根据食材种类选择进食方式和餐具，也会期待品尝美食和自主进食，开始和家人一起在轻松愉悦的环境中享受美食。

"狼吞虎咽"是肥胖的元凶，所以在饮食安排方面，应尽量挑选能让孩子愿意细嚼慢咽的食材，并给予孩子充足的进餐时间。让我们一起创造一个亲子同乐的愉快进餐时光吧。

2. 儿童刷牙难题攻略

家中有小宝宝的爸妈们总会面临各种各样的困扰，制作辅食、托儿所接送、注射预防针等，他们的日常生活被孩子的各种琐事所充斥。而这其中，刷牙又是最令人头疼的问题之一！一听到给孩子刷牙，大家是不是都忍不住皱了皱眉头呢？那么，爸妈们在孩子刷牙的过程中究竟会遭遇哪些困扰呢？

"孩子不配合"的困扰

深受宝宝刷牙问题困扰的主要是1至5岁和6至12岁孩子的父母，有超过半数的父母认为"不肯让父母帮忙刷牙"或"孩子自己不肯刷牙"是他们面临的最主要的刷牙问题（图27）。

特别是"孩子自己不肯刷牙"的问题中，学龄期儿童的人数比例是低龄儿童的2倍。那么，爸妈们应该如何解决这一困扰呢？

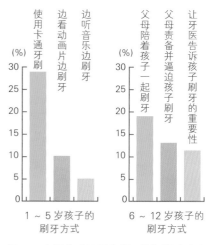

图27　当面临孩子不肯刷牙的问题时（共向52位家长询问了"你也面临着孩子不肯刷牙的问题吗？""你是如何解决的？"两个问题，多选。其中，1～5岁儿童的家长21位，6～12岁儿童的家长31位）

"孩子不配合"的解决

对于年龄较小的孩子，三分之一的父母会选择卡通牙刷吸引孩子的目光，提升孩子的配合度。好奇心、兴趣永远是最重要的。

而针对6至12岁的孩子，父母就开始想尽办法连哄带责备了，比如"父母陪着孩子一起刷牙""责备并强迫孩子刷牙"以及"让牙医告诉孩子刷牙的重要性"等。

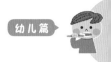

刷牙是亲子互动时光

其实爸妈们大可不必拼命催促孩子"快点刷牙"，不妨将刷牙当作是一种亲子互动游戏。需要督促孩子刷牙的这段时间，恰恰也是爸妈们最忙碌的时期。把刷牙当作一种亲子互动游戏，不要焦虑，也不要催促，与孩子一起尽情享受；或者摸摸孩子的脸颊，把孩子抱在腿上慢慢地帮他们刷牙，远离"鸡飞狗跳"，拥抱"温馨和谐"。那么，孩子定会爱上刷牙。

专栏 ## 孩子"不配合"是父母的控制欲惹的祸

让我们暂且换个角度来看看孩子"不配合"这个问题。这其实是父母的控制欲在作祟。父母会抱怨孩子"不配合"，其实是因为父母本身对孩子有某种要求和期待，希望孩子能按自己的想法去做，可最终却不能如愿。于是，父母就会产生不满或愤怒，觉得问题都出在孩子的身上。

控制欲是指自己向他人提出不合理的要求，即超出了他人能力范围的要求，从而导致对方难以执行或无法充分理解。如果父母能进行适当的自我调整，结果可能就不一样了。

例如，2岁的孩子很难理解父母的忙碌和龋齿产生的原理，即使是3岁的孩子，也并非都能理解父母的要求。因为每个孩子的性格、体质以及发育状况都各不相同。即便是成年人，偶尔也有提不起精神或是心情不好的时候吧。

此外，孩子即使到了能听懂父母要求的年龄，但偶尔也会因父母没有准确表达，而出现不明所以的情况。

因此，在对孩子提要求的时候，父母首先要反省自己的要求是否合理，以及是否准确向孩子传达了自己的想法。

如果要求孩子达到的目标一直高于其能力，那么父母的控制欲就永远无法得到满足，因为这时候孩子一定达不到父母想要的结果。无法达到理想的状态，也是压力的一种表现，而压力是可以通过调整需求来缓解的。

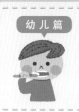

3. 氟——预防龋齿的武器

氟是人体所需的微量元素之一，也是一种可以预防龋齿的秘密武器，它能保护牙齿并抑制口腔内的致龋菌。

自然界中的氟

氟是一种遍布自然界的元素。茶叶中含有丰富的氟，其氟含量高达 200 ~ 400ppm，而茶水中的氟含量仅为 1 ~ 4ppm。除此之外，海产品中也含有大量的氟，例如沙丁鱼骨头中的氟含量为 395ppm，鲣鱼皮中的氟含量为 52ppm，螃蟹罐头的氟含量为 10ppm。氟一般集中分布于海产品的骨骼和皮肤中，而我们实际食用部分的氟含量低很多（图 28、图 29）。从多项调查结果来看，每人每天的氟摄入量应为每 1kg 体重 0.05mg，这样才能有效降低龋病风险。实际上，大多数儿童的氟摄入量并没有达到这一标准。

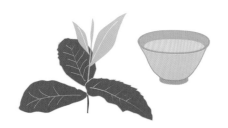

图 28 含氟量高的茶叶及新芽（若是用于冲泡饮用，茶水中的氟含量就会降至茶叶的 1/100）

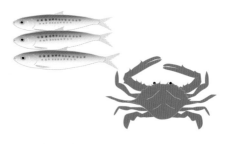

图 29 含氟的食物（氟不仅存在于茶叶中，海鲜和蔬菜等许多食品中也都含有这种微量元素）

氟的作用方式

食物中所含的氟大部分都是以结合物的形式存在，因此很难起到保护牙齿的作用。而含氟牙膏及含氟漱口水都是将氟离子（容易对牙齿起作用的形式）直接作用于牙齿，所以效果就显而易见。即便多管齐下，使用含氟牙膏，并在幼儿园、学校等场所使用含氟漱口水漱口，同时在口腔诊所进行涂氟治疗，也不会造成儿童氟摄入量超标的风险。

在美国和欧洲的许多国家，自来水和食盐等每日入口的物质中都添加了氟。此外，这些国家的市场也有氟化物销售，可见氟是一种能够维持和改善身体机能的营养素。

将氟浓度控制在安全范围内

在使用氟的过程中，我们要控制好氟化物的浓度和使用时间，才能保证更佳的护齿效果。维生素和钙片等补充剂也是如此。这些来自大自然的防龋礼物，我们一定要好好利用！

专栏 12 岁儿童龋齿数量的变化情况

1985 年，日本 12 岁儿童的龋齿数量平均值为 4.6；到了 2016 年，儿童的龋齿数量下降到了 0.84。可以看出，过去的 30 余年间，儿童的患龋情况有了十分乐观的改变。从下图可见，龋齿数量下降的曲线与含氟牙膏市场份额（含氟牙膏在牙膏市场中的销售比例）的上升曲线正好是成反比的，由此可知氟对龋齿预防的影响之大。

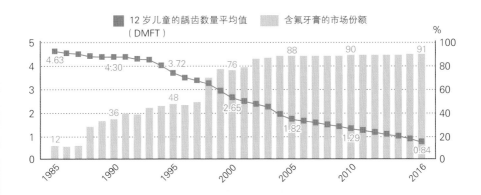

备注）1985 ～ 1994 年：(公财) ライオン歯科衛生研究所調べ. 1995 ～ 2016 年：ライオン (株) 調べフッ素配合歯みがき剤についてはライオン (株) の定義による.

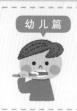

4. 含氟牙膏的使用

说到日常的家庭口腔护理，与人们最密切相关的就是刷牙及漱口。那么，使用何种牙膏，怎么刷牙才最恰当呢？

重新认识氟

如今人们关于氟的认识正在悄然改变，例如：①氟不是牙膏的配角，而是一种十分有效的龋齿预防剂；②如果不使用牙膏，再怎么刷牙都无法预防龋齿；③乳牙长出后就可以立即使用含氟牙膏；④从幼儿到老年人，氟对预防龋齿都是十分有效的。

通过刷牙预防龋齿的关键

即便含氟牙膏已经普及，即便已经养成了良好的刷牙习惯，可错误的刷牙方法仍会导致牙膏中所含的氟无法充分输送到牙齿上——这大概是患龋率不降反升的原因之一。氟的防龋效果取决于"与年龄相匹配的氟量""氟作用于牙齿上的时间""漱口的次数"等。在刷牙时，保证口腔内存有足够浓度的氟——这是提升氟效果，让氟充分传递到牙齿上的关键。

使用牙刷进行牙齿涂氟

注意，0 ~ 3 岁的幼儿在刷牙时，爸妈们应保证氟浓度为 500ppm 的儿童用含氟牙膏能够覆盖孩子的全部牙齿。刷牙后，要叮嘱孩子用力漱口。在漱口的时候，为了保持氟的浓度不降低，应使用少量的水（幼儿期为 5 ~ 10mL，约 1 汤匙），且仅漱口一次即可（图 30）。

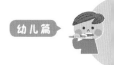

1 根据实际年龄使用适量的牙膏。

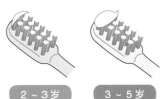

2 ~ 3 岁   3 ~ 5 岁

2 刷牙时，牙膏应覆盖全部牙齿。泡沫状态下刷 2 ~ 3 分钟，然后再吐出。

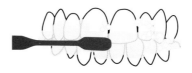

用牙刷将氟"输送"到每颗牙齿上。

3 将 5 ~ 10mL 的水含在口中约 5 秒钟，然后用力漱口 1 次。

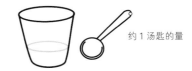

约 1 汤匙的量

1 ~ 2 小时内不要进食或饮水。
日常生活中刷牙的时机也很重要。

图 30　含氟牙膏的使用指导（幼儿）

专栏 **含氟牙膏是预防龋齿的主力**

　　过去，人们更重视牙刷的类型以及刷牙的方法。但如今，如果单就预防龋齿而言，牙膏的选择已经远比牙刷类型和刷牙方法更受人关注。牙膏原本只是刷牙的辅助物品，但现在它已经从配角转变成了主角。市场上的大部分牙膏都含有可以有效预防龋齿的氟，因此专家也开始建议使用牙刷将牙膏输送至每一颗牙齿表面。同时，牙膏中的药用成分也能起到抑制炎症的作用，从而有效降低牙周病的发病率。

参考文献

日本口腔衛生学会フッ化物応用委員会編：う蝕予防の実際 フッ化物局所応用実施マニュアル. 社会保険研究所，2017，77 ~ 124.

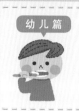

5. 换牙期的饮食和护理

进入学龄期后，孩子的身心发育有了极大的发展，逐渐往人生的重要阶段——青春期过渡。幼儿期萌出的牙齿（乳牙）也逐渐被成人的牙齿（恒牙）所替代。口腔也开始做好长大的准备。

乳牙脱落，恒牙萌出

小学是孩子身心发育的关键时期，在此期间，乳牙开始松动并脱落，一直等到恒牙萌出后孩子才能进行正常的咬合。尤其是在 9～11 岁，乳尖牙和乳磨牙开始更替，因此孩子只剩下上下四颗前牙和第一恒磨牙（图 31）能够正常咬合。咬合困难的孩子会进入一段暂时性的"难咀嚼"和"难进食"时期。同时，正在生长的恒牙也处于"容易积垢且难以清除的状态"（图 32）。

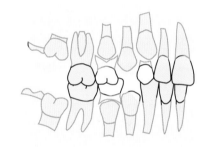

图 31 乳尖牙和乳磨牙的更替（乳尖牙和乳磨牙的更换对咀嚼和进食有影响。蓝色为恒牙，白色为乳牙）

换牙期"咀嚼困难"的应对

进入小学高年级后，孩子食欲旺盛，但其口腔结构依旧与成人不同。这时孩子基本都处于换牙最频繁的时期，有些食物可能会影响他们的咀嚼速度，造成进食时间延长。此外，某些食物对他们来说会变得难以下咽或咀嚼不便,偶尔需要他们和汤等一起吞咽。

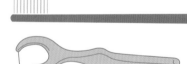

图 32 牙齿更替中的口腔清洁（换牙过程中，口腔内的牙齿高度和排列都不平整。进行口腔清洁时，除了使用牙刷和含氟牙膏，偶尔还需要使用牙线）

因此，在为孩子准备食材的时候，要同时考虑到易于食用的大小以及烹饪方法。

陪伴孩子度过换牙期

我们不仅要让孩子"嚼快点""不要挑食"，还要确保他们有足够的进食时间。换牙期的牙齿很难清洁，牙垢很容易沉积，因此在这个时期，要保证孩子在学校或家中进食后有足够的刷牙时间。

此外，我们要仔细观察孩子是否掌握了正确的刷牙方法，关注孩子的口腔状况，观察孩子在进食吞咽过程中双唇是否可以闭紧。

我们要积极地与孩子分享换牙的知识，与孩子一起学习。在为孩子准备食物时，要根据孩子口腔的具体情况来安排食材和选择烹饪方法，与孩子一起享受愉快的用餐时间（图 33）。

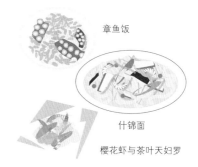

章鱼饭

什锦面

樱花虾与茶叶天妇罗

图 33　丰富的食材（保证食物营养的同时，应给孩子留有足够的进食时间）

专栏　**食物咀嚼次数的影响**

人们常说，如今的饭菜越来越精细了。

让我们先来看一下日本昭和初期的菜单和现代菜单中食物所需的咀嚼次数和用餐时间。日本昭和初期（1935 年）菜单包括味噌炒黄豆、蔬菜味噌汤、炖煮根菜及炸豆腐、泽庵咸菜、麦饭，现代菜单包括玉米浓汤、汉堡包、意大利面、土豆沙拉、布丁、面包。就咀嚼次数而言，现代菜单中食物所需的咀嚼次数（620 次）还不到日本昭和初期菜单（1420 次）的一半，用餐时间也同样只有一半。不过最近的学校午餐，也开始采用需咀嚼次数较多的菜单了。

咀嚼次数越多，进食的时间就越长，用餐满足感也就越高。咀嚼过程中会释放一种叫血清素的物质，这种物质会提升人们内心的满足感。

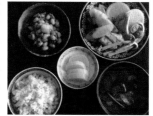

1420 次 / 22 分钟

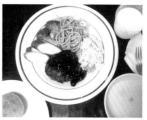

620 次 / 11 分钟

「よくかむことは愛なのだ」（1998 年東京都歯科医師会）より

6. 窝沟封闭——帮助孩子摆脱龋齿

自 6 岁左右开始萌出的恒牙——第一恒磨牙的表面布满了复杂的窝沟，很容易产生龋齿。那么，我们该如何保护这颗牙齿呢？

第一恒磨牙是龋齿的高发部位

初生的恒牙中钙的含量较低，因此很容易产生龋齿，所以被称为年轻恒牙。第一恒磨牙是最大的恒牙，其咬合面上布满了复杂的窝沟（图 34）。这些窝沟深入牙齿深面，接近釉牙本质界（图 35），很容易成为细菌的聚集地。第一恒磨牙一般在 5 ～ 6 岁萌出，也就是幼儿园大班到小学一年级的这段时间。这个阶段的孩子喜欢和小伙伴一同玩耍，喜欢和他人互换零食，也对当下流行的零食兴趣大增。所以无论父母如何注重孩子龋齿的预防，总是会被孩子的好奇心所打败。

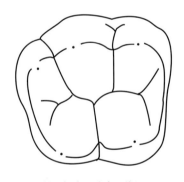

图 34　第一恒磨牙咬合面俯视图

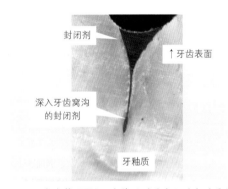

封闭剂

↑牙齿表面

深入牙齿窝沟的封闭剂

牙釉质

图 35　窝沟截面图（一直蔓延到牙齿釉牙本质界）

封闭牙齿窝沟的"窝沟封闭"

所谓的"封闭"，就是将一种质地柔软的树脂封闭剂涂布到容易产生龋齿的牙齿窝沟中，牙齿窝沟被封闭后就能有效防止龋齿的产生。这种"封闭"的方法即窝沟封闭。在进行窝沟封闭时，要先清洁牙齿，然后将封闭剂涂布到牙齿窝沟中即可（图36），操作时无须去除牙体组织，因此孩子不会产生疼痛感。

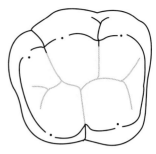

图 36　封闭剂涂布牙齿窝沟

窝沟封闭的有效期

窝沟封闭是一种应急措施，可以降低龋病易感期的患龋风险。在牙釉质中的钙含量增加，从而可以开启自我保护模式，免受龋齿困扰之前，窝沟封闭犹如在牙齿表面覆盖了一层保护衣，持续为孩子的牙齿提供保护。窝沟封闭中使用的树脂封闭剂会在几年后自然脱落，我们无须在意。

假设一个人能够活到 100 岁，那么 6 岁萌出的第一恒磨牙就会伴随他走过 94 年的漫长岁月。因此，大家都应该好好爱惜它哦！

专栏　**窝沟封闭的发展**

预防龋齿的方法有很多，例如使用氟和刷牙等。而窝沟封闭，则是一种以合成树脂物理密封容易产生龋齿的牙齿窝沟的独特方法。窝沟封闭的树脂封闭剂一般采用氰基丙烯酸酯、Bis-GMA、MMA-TBB、聚氨酯、玻璃离子等材料，以前需要在操作完后等待一段时间直到材料固化。而现在，Bis-GMA 和玻璃离子是树脂的主流材质，这些感光后迅速固化的光聚合型材料可以大大缩短固化的等待时间。

窝沟封闭自 20 世纪 60 年代开始应用于临床，就被作为一种可预防磨牙窝沟龋齿的有效措施。据 2016 年 ADA（美国牙医协会）数据显示，窝沟封闭可以有效预防 80% 的恒牙龋齿风险。

少儿篇

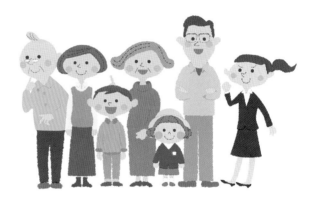

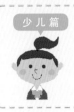

1.牙膏，用？不用？

关于刷牙时是否必须使用牙膏，向来是众说纷纭。用？不用？哪种牙膏更好？——想必很多人都有过这样的疑惑。这不是一个非黑即白的问题，在回答前，我们先要了解牙膏的成分和作用，这样才能作出最准确的回答。

牙膏与牙菌斑

不知道大家有没有听过这样的说法："用了牙膏后，嘴巴里感觉凉凉的，所以分不清自己究竟刷没刷干净，为了避免这种错觉，最好不要使用牙膏。"那么，这种说法到底对不对呢？ 你在刷牙的时候会使用牙膏吗？

图 37 展示了两组受试者在同样刷牙 30 次的前提下，使用和不使用牙膏的牙菌斑清除情况对比。从图中可以看出，使用牙膏的人群，其牙菌斑清除率（78.4%）要高于不使用牙膏的人群（56.9%）。可见，使用牙膏可以更有效地清除牙菌斑。

牙膏对于另一种牙齿污渍——"有色污垢"（牙渍）的去除效果又如何呢？牙渍是因咖啡、茶和红酒等食物中的色素附着在牙齿上而形成的。图 38 展示了连续 2 个月使用牙膏刷牙和未使用牙膏刷牙的牙齿情况对照。我们可以看到，未使用牙膏的牙齿表面，覆盖着一层十分明显的牙渍。

图 37 使用和不使用牙膏的牙菌斑清除率对比
［（公财）ライオン歯科衛生研究所 日本小児歯科学会報告 (1985) より引用改編］

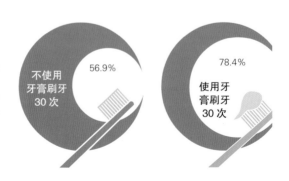

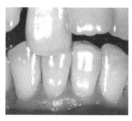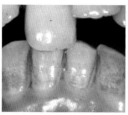

图38　牙齿清洁效果对比图（左边是使用牙膏刷牙2个月后的牙齿状态，右边是未使用牙膏刷牙2个月后的牙齿状态）

牙膏的防龋作用

市售牙膏中，90%以上都添加了氟。氟具有健齿的功效，可以将牙齿上析出的钙质重新输送回去（促进再矿化），同时可以抑制牙菌斑中的细菌活力，削弱其产酸能力。如果能坚持每日使用含氟牙膏刷牙，就能更充分地发挥出氟的功效。不仅如此，氟还具有抑制牙菌斑附着的功效（图39）。

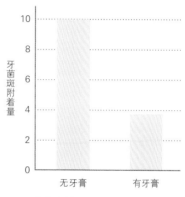

图39　牙菌斑附着量对比图（牙膏还可以"抵抗"牙菌斑附着。使用牙膏刷牙的人群24小时后的牙菌斑附着量比不使用牙膏的人群少了约2/3。引自Davis W.B.报告，1980）

参考文献

眞木吉信·石塚洋一编著：月刊「デンタルハイジーン」别册／エビデンスを临床に！龋蚀予防マニュアル. 医齿薬出版，2019.

专栏　**牙膏的分类**

牙膏大致分为普通牙膏、医用牙膏和含氟牙膏，用于含氟牙膏的氟化物有：单氟磷酸钠（Na_2PO_3F）、氟化钠（NaF）、氟化亚锡（SnF_2）等。

此外，依据药用洁牙剂类制造销售批准标准，含氟牙膏已经被认定为具有"防止龋齿的发生和进展"的功效。

2. 运动与口腔健康管理

健康管理对于热爱运动的人来说必不可少。健康管理当然也包括口腔健康管理。接下来，笔者将为热爱运动的人整理关于牙齿保健方面的小知识，让我们一起为明天的自己而微笑吧！

让健康的牙齿为运动加油

敏捷的动作、强劲的肌肉力量和高度集中的注意力，对运动来说都是不可或缺的（图40）。健康的牙齿和均衡的咬合，可以提升人体瞬间移动的反应力。无论何种等级的体育运动都难以避免伤害和事故的发生，我们可以借助运动护牙托（图41）来防止牙齿、口腔的损伤，让运动更加安全、精彩。

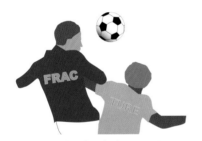

图40　运动的冲击力（运动需要强大的瞬时肌肉力量、平衡感和抗冲击能力）

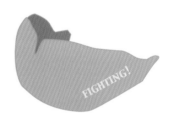

图41　护牙托（根据国际比赛规则，某些运动项目必须使用护牙托）

护牙托的作用

适宜厚度的护牙托可以在人体受到撞击或挤压等外力时为牙齿和颌面部提供缓冲，减少局部受力，防止口腔损伤及颞下颌关节、颌骨骨折。此外，运动牙科的专家们也正在努力提升护牙托维持咬合平衡的能力。

顶尖的运动员们不仅会通过使用护牙托来保护口腔，降低口腔损伤风险，还会借此提升运动能力，如提升肌肉水平及快速反应力等。当然，普通的运动爱好者们也有保护牙齿和口腔的需求。

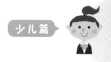

比赛太激烈，我的门牙被撞掉了！

即便在比赛过程中因碰撞或跌倒而致牙齿脱落，只要治疗及时，就有可能将牙齿重新固定到原位（再植）。当意外发生时，不要惊慌，请冷静地拾起牙齿。牙齿脱落后是否可以再植，关键在于牙根周围的牙周膜细胞是否存活。如果牙齿因为沾上沙子或泥土而用水冲洗超过 30 秒，牙周膜细胞就会发生变化，导致难以再植。此时，正确的做法是把牙齿浸泡在学校保健室等处的"牙齿保存液"（生理盐水或牛奶）

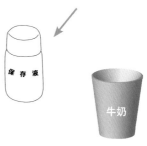

图 42　"牙齿保存液"（牙齿脱落后，将其浸泡于生理盐水或牛奶中，以防牙齿脱水）

中，或是直接含在口中并立即赶往口腔诊所（图 42）。如果牙齿只是磕掉一小块，那就带上这一小块立即赶往医院吧。好好保护牙齿和口腔，让我们的身体永葆活力吧！

专栏　颌骨骨折

颌骨包括鼻翼两端具有复杂形状的上颌骨和随张闭口而活动的下颌骨。上颌骨内有一个叫上颌窦的空腔，窦壁部分很薄。下颌骨的骨质普遍较厚、较高，内有可活动的颞下颌关节的髁状突。交通事故或跌倒等意外都有可能导致颌骨骨折。当颌骨发生骨折时，须对上下颌骨进行复位固定。

骨折不仅仅发生于直接受到外力冲击的部位，一些远离冲击的部位也有发生骨折的可能性，这就是所谓的间接骨折。当不小心跌倒，下颌骨的正中受到猛烈撞击时，真正受伤的部位可能是颞下颌关节的髁状突（右图箭头处）。

儿童或老年人跌倒后，人们往往更关注出血的部位，而忽略了可能存在的骨折。很多情况下，骨折是无法通过肉眼确认的，必须要去医院或口腔诊所进行检查。

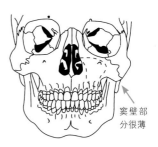

窦壁部分很薄

上颌骨（左右各一，内含上颌窦，虚线处）

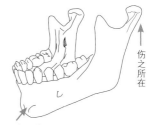

伤之所在

受力之处

下颌骨（内含颞下颌关节，是颅骨中唯一的活动性关节，蓝色箭头处）

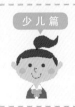

3. 牙釉质直接性损伤——酸蚀症

酸能溶解牙齿表面的牙釉质。那么，饮用酸性饮料后牙齿会出现怎样的变化呢？酸蚀症又是什么？

龋齿和酸蚀症的区别

龋齿产生的原因是牙菌斑（牙垢）黏附在牙齿表面无法清除，致牙体硬组织遭到破坏。酸蚀症则不同，是由于酸性饮料或化学物质对牙齿的直接损伤所致（图43）。虽然酸蚀症患者的牙齿表面不如龋齿一般形成一个龋洞，但牙齿会失去光泽，变得粗糙，严重时还会导致表面牙釉质剥落。

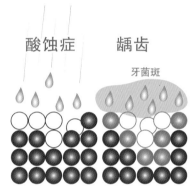

图43 酸蚀症致病物（酸蚀症并非由细菌产生的酸所致，而是食物、饮料和药品中的酸直接作用于牙齿所致）

酸性食物的诱发

pH值一旦小于5.5，牙齿表面的牙釉质就会开始溶解（详见专栏）。化学药品、酸性食物和饮料的频繁摄入，都可以成为酸蚀症的诱因。长期摄入婴儿电解质饮料也会引发酸蚀症。无论是何种原因，只要"口腔内长时间呈酸性"，即便没有龋齿，牙齿中的钙也会慢慢溶解（图44）。我们已经习惯喝黑醋或鲜榨果汁等被标榜为"健康饮品"的饮料，运动后习惯喝运动饮料，平时也喜欢喝些小酒释放压力。可见，我们的周围其实到处都是酸性食品。因此，我们应该先反思一下自己的饮食习惯。

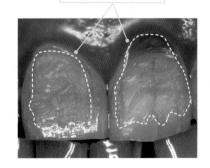

图44 牙齿敏感（酸性食物的过量摄入，还可能引起牙齿敏感。图片来源：东京齿科大学）

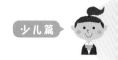
酸蚀症的预防

当然，偶尔饮用酸性饮料是不会引起酸蚀症的，因为唾液可以起到中和或稀释酸性物质的作用（图45）。想要预防酸蚀症，首先要了解食物的成分，养成良好的饮食习惯。在摄入酸性食物的时候，可以用水或茶进行稀释，减轻唾液的压力。初期的酸蚀症是很难自我发现的，一定要咨询口腔医师。

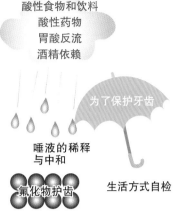

图45　借助各种方法强健牙齿

专栏　**与运动饮料友好相处**

运动饮料（电解质饮料）中盐和糖的含量均作了调整，以便我们的身体可以更好地吸收水分。运动饮料适合运动中饮用，也可用于儿童发烧时的防脱水措施。但由于这些饮料的成分中包含了糖、甜味剂和柠檬酸等有机酸，所以是和果汁、碳酸饮料相同的"酸性饮料"。那么，我们在饮用运动饮料时就要注意不可过量，并且要把握正确的饮用时机。当口腔内的 pH 值低于 5.5，钙和磷就会从牙齿中析出，这个过程被称为"脱矿"，而运动饮料（电解质饮料）的 pH 值介于 3.0 与 3.6 之间［（公财）Lion 齿科卫生研究所调查］，因此，"将运动饮料装在奶瓶里，躺着慢慢喝"，或者"边走边喝"的饮用方法，都会导致酸性物质在口腔内长时间停留。

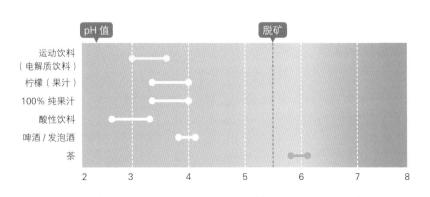

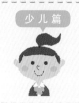

4. 刷牙的最佳时机

网络和电视报道具有信息传播范围广、传播速度快的优点，但也存在部分信息被过分强调或被武断地采用了某些误导性表达的风险。

进食后等 30 分钟才能刷牙？

大家是否有听过"进食后要等 30 分钟才能刷牙"的说法？换言之，即"进食后 30 分钟内不要刷牙"。这种新的刷牙理念，正取代以往的"进食后立即刷牙"的口腔护理理念，甚至还被列入了口腔医疗学会的讨论议题。

那么，"进食 30 分钟后刷牙"这句话的原意究竟是什么呢？

这不是龋齿，而是酸蚀症

龋齿是指口腔内的致病菌分解食物中的糖分后产酸，进而破坏牙体硬组织的疾病。进食后的几分钟内，牙菌斑（牙垢）中的酸性值就会逐渐降低，在其后的约 40 分钟内，唾液的"酸稀释作用"和"中和作用"会使口腔内的 pH 值恢复到正常水平（史蒂芬曲线）。

而酸蚀症是一种酸性食物或饮料直接损害牙齿的疾病。也就是说，这是两种完全不同的疾病。因此也就不能用体现龋齿致病菌产酸影响的史蒂芬曲线来说明酸蚀症。

"进食 30 分钟后刷牙"所对应的问题并非是"龋齿"，而是"酸蚀症"；也并非是"进食后"，而是在摄入具有强酸蚀作用的酸性食物后。这才是这句话正确的解读。可见，"进食 30 分钟后刷牙"

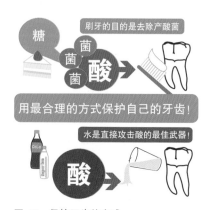

图 46 保护牙齿的方式

并不是针对预防龋齿而言。

摄入酸性食物或饮料后,应立即使用清水漱口以降低口腔中的酸度,而不是等待 30 分钟后再刷牙(图46、图47)。

在预防龋齿方面,"进食后立即刷牙"才是更为有效的办法。但是别忘了使用含氟牙膏哦。

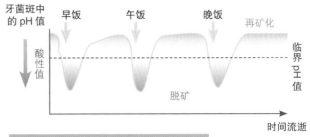

不把甜食作为零食时

牙菌斑中的 pH 值 · 早饭 · 午饭 · 晚饭 · 再矿化 · 临界 pH 值

酸性值

脱矿

时间流逝

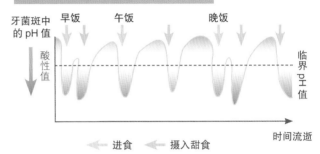

摄入酸性食物和饮料(如电解质饮料)时

牙菌斑中的 pH 值 · 早饭 · 午饭 · 晚饭 · 临界 pH 值

酸性值

时间流逝

进食 摄入甜食

图 47 牙菌斑中的 pH 值变化(进食后的几分钟内,牙菌斑的酸性值会降低,龋患风险会增加。经常食用酸性食物和饮料同样会使龋患风险增加)

专栏 **333 运动——过去的口腔预防**

迄今为止,为改善牙齿健康而开展的运动以及提出的口号可谓是不胜枚举。

例如,日本"8020"运动始于 1989 年,提倡的是"80 岁依旧拥有超过 20 颗真牙",现在很多口腔诊所的海报上依然可以看到关于这项运动的宣传内容。

日本还曾开展过"333 运动",倡导"一日三餐后都要刷牙,每次刷牙 3 分钟",自 1963 年起在全国范围内普及。1963 年为日本东京奥运会(第 18 届夏季奥运会)举办的前一年,当时彩电开始普及,"333 运动"因此为大众所熟知。这个从每日刷牙一次改为每餐后刷牙一次,并规定好刷牙的时间的口号,或许让当时的人们觉得十分通俗易懂吧。

这些口腔运动的提出都与 Stephen 等人的研究结果相符,即牙菌斑的酸性值会在进食数后分钟内降低。不过"333 运动"已经逐渐退出历史舞台,现在人们更注重"进食后立即刷牙",而非刷牙的时间和次数。

5. 高中生的"口腔烦恼"

进入高中后，孩子们的生活变得更自由，也给了龋齿更多的可乘之机。那么，高中生有哪些口腔"烦恼"呢?

高中生的"口臭烦恼"

一般来说，高中女生比高中男生更受关注，因为她们代表着新潮流和新时尚。因此，笔者采访了 64 名高中女生，希望能了解她们在口腔护理方面的"烦恼"（图48）。

在她们看来，最大的担忧是"牙齿颜色"，其次是"牙齿整齐度"，第三则是"口腔异味"，这几项甚至超过了"牙渍"和"龋齿"的比例。女生们对"口腔异味"的重视程度与"牙齿颜色"和"牙齿整齐度"不相上下。就结果而言，10 个女生中有 4 人都表示很介意有口腔异味，可见大家都希望能有清新的口气和整洁的仪容仪表。

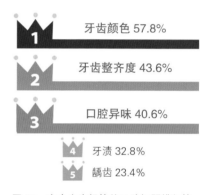

1	牙齿颜色 57.8%
2	牙齿整齐度 43.6%
3	口腔异味 40.6%
4	牙渍 32.8%
5	龋齿 23.4%

图 48　高中女生担忧的口腔问题排行榜

咦? 牙周病吗?

那么，高中女生的"口臭"问题真有那么严重吗? 笔者收集了有"口臭"担忧的高中女生的口气进行检测，并用口气检测仪测量口臭的"三大元凶"——硫化氢、甲基硫醇和二甲基硫化物的情况（图49）。

77% 的受检者都被检测出了超过标准值

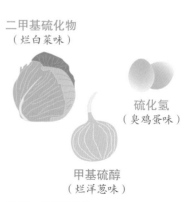

二甲基硫化物
（烂白菜味）

硫化氢
（臭鸡蛋味）

甲基硫醇
（烂洋葱味）

图 49　口臭三元凶

的口臭元凶物质。大多数人认为，这些人患牙周病的可能性较大，但事实却并非如此，这些人中真正患有牙周炎或牙龈炎的人并不多。从询问结果来看，她们口臭的主要原因在于没有上午刷牙的习惯，或是早餐后到口气检测期间食用过零食。

与生活方式紧密关联的口腔状况

口臭，包括早上刚起床或空腹时出现的"生理性口臭"，因为嚼食大蒜等食物而导致的"饮食性口臭"，以及由牙周病等引发的"病理性口臭"（图50）。

从调查结果可知，这些高中女生出现口臭的原因都与刷牙、饮食等生活习惯有着密切的关联。为了防止口臭，饭后刷牙很重要！

此外，青春期的不规律生活，也比较容易引发牙龈炎或龋齿。做好自我保健，可以让我们拥有一口健康的牙齿。

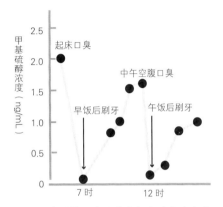

图50　生理性口臭（早上起床时和中午空腹时的口臭，可以通过刷牙和进食来缓解。摘自涩谷等，口卫志，2001）

专栏　**准妈妈的牙周病护理**

研究表明，若孕妇患有牙周病，则发生胎儿早产、低体重的概率要比正常孕妇高出6至7倍（offenbacher等，1996）。

至今为止的研究表明，牙周病引起的血液细胞因子水平升高会影响分娩，导致早产。

当然，随着医疗水平的不断进步，早产儿和低体重儿的生存率已经越来越高，但我们还是应该尽量避免这种风险。

怀孕期间，准妈妈会出现孕吐、食欲不振等妊娠不适，口腔健康状况也会变差。为了宝宝的顺利降生，准妈妈们在备孕阶段务必进行口腔疾病诊治，孕期也要做好口腔健康护理。

成人篇

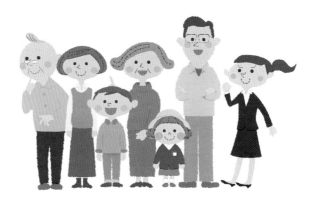

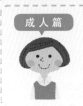

1. 牙周病与牙菌斑

牙周病是一个总称，包括牙龈炎和牙周炎。牙龈炎只会引起牙龈的发炎，而牙周炎则会对支撑牙齿的牙槽骨造成影响。两种病的致病菌也不同。

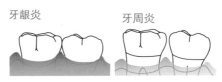

图 51　牙龈炎和牙周炎

牙周炎与牙菌斑

　　附着在牙齿表面的牙菌斑（牙垢）是一种由微生物组成的薄膜状物质，也可称为生物膜。牙龈炎和牙周炎涉及的细菌种类、形状和特性都不同，牙龈炎是牙龈上方的生物膜所致，牙周炎是牙周袋中的生物膜所致（图51）。

　　牙周炎的致病菌包括螺旋形的细菌或是周围带有卷毛的细菌，如牙龈卟啉单胞菌、福赛坦氏菌、牙密螺旋体等（图52）。

　　这些细菌或是附着在牙石表面，或是位于牙周袋中。去除细菌可以延缓牙周炎的恶化。除此之外，牙石表面也容易附着牙菌斑，从而加速牙周炎的进展。

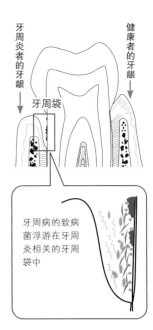

图 52　牙周炎者的牙周袋

口腔清洁很重要

　　牙周炎会导致牙槽骨吸收，从而引发牙龈退缩、牙间隙出现，甚至会导致牙根外露，因此牙周炎患者更应注重口腔清洁。如果患了牙周炎，那么在进行自我口腔护理的时候就要注意清除牙菌斑，除了牙齿咬合面和平坦的牙面外，也要仔细清洁牙间隙及牙根外露表面。除了牙刷之外，还可以使用牙线、牙间隙刷、簇绒刷等其他口腔清洁用具。

选择合适的口腔清洁用具

牙线分为棒状牙线、普通牙线以及膨胀牙线等，牙间隙刷和簇绒刷也有不同的粗细类型，且手柄形状也是多种多样的。在选择适合自己的口腔清洁用具时，可以咨询口腔卫生士和口腔医师。在使用牙线、牙间隙刷或簇绒刷等口腔清洁用具时，要根据牙间隙的大小、牙齿种类，更要根据自己的生活习惯，合理选择。

将"力所能及"的口腔护理，变为一种生活习惯，比在口腔诊所进行专业牙齿清洁更重要。同时，这样做的人也会庆幸自己养成了良好的护理习惯。

专栏　你使用牙线吗？

笔者以某公司的 3142 名员工（平均年龄 42.4 岁）为对象，就牙周炎、牙周袋等口腔问题与健康习惯之间的联系进行了调查研究。

结果发现牙周炎患者都有着高度相似的不良生活习惯。与生活习惯健康的人群相比，有不良生活习惯的人群患牙周炎的风险显然高出许多。其中，不使用牙线的人患牙周炎的比例是使用牙线之人的 1.95 倍，吸烟之人患牙周炎的比例是不吸烟之人的 1.71 倍，每日刷牙次数少于 1 次的人患牙周炎的比例是每日刷牙次数大于 1 次之人的 1.33 倍。

可见，使用牙线、不吸烟和每日至少刷牙 2 次是预防牙周炎的关键所在。

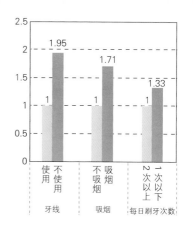

备注①：按性别、年龄、职业类型进行的分析；
备注②：比值表示当生活习惯健康者的风险为 1 时，在对应方面生活习惯不健康者患牙周袋的风险（倍数）。
（产业卫生学杂志，2014 年 10 月 30 日）

2. 刷牙预防牙周病

你是不是也曾经认为不用牙膏也能正常刷牙？

在预防牙周病的自我护理中，最重要的就是清除牙菌斑（牙垢）。因此，首先要明确牙膏的作用。

牙菌斑的藏匿之处

想要预防牙周病就必须清除牙菌斑（牙垢）。对于牙周袋四周、两牙之间、牙龈缝隙、牙齿排列不齐之处、牙冠（金属牙冠等）及固定桥四周等牙菌斑难以去除的部位（图53），要多管齐下，同时使用牙刷、牙线、牙间隙刷、牙膏等工具进行清除。

牙膏的功效

清除牙菌斑是牙膏的一项功能，使用牙膏可以更有效地清除牙菌斑。此外，许多牙膏中还含有氟、杀菌成分、抗炎成分等药用成分（表3）。

那么，牙膏泡沫多或是清凉的口感真的可以让人缩短刷牙时间吗？一项关于刷牙时间的研究表明，无论是否使用牙膏，人们的刷牙时间几乎一致。在相同的刷牙时间内，如何更好地发挥出牙膏的功效呢？

1

牙周袋

患上牙周病后，牙龈与牙面分离形成牙周袋

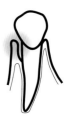

2

牙齿与牙龈的缝隙或牙间隙

3

牙龈退缩且牙根外露之处

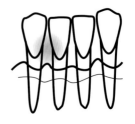

4

固定桥和牙龈之间的细小缝隙

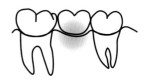

图 53　口腔中牙菌斑难以去除的部位

表3　牙膏的药用成分

功效	主要药用成分
预防龋齿的产生和加重	氟化钠、单氟磷酸钠、氟化亚锡
清除牙菌斑、防止牙菌斑附着	葡聚糖酶
预防牙龈炎和牙周炎	ε – 氨基己酸、氨甲环酸、β – 甘草次酸、黄柏提取物、醋酸生育酚（维生素 E）
预防牙周炎	异丙基甲基酚（IPMP）、氯化十六烷基吡啶（CPC）
防止牙石沉积	聚磷酸钠
预防口臭	月桂酰肌氨酸钠（LSS）
防止牙齿脱落	乳酸铝、硝酸钾
去除烟焦油	聚乙二醇、磷酸钠

做好口腔护理

做好口腔护理可以延缓牙周病的恶化。除了使用牙膏刷牙外，在进行口腔护理时，我们还要根据牙周病状况和牙龈状况来选择牙线、牙间隙刷等牙缝清洁用具，打造一个健康的口腔环境。但是，仅靠日常的口腔护理是无法治愈牙周病的，还需到口腔诊所进行诊治及接受专业口腔护理。

专栏　**适合牙周病高风险人群的牙膏**

右图显示了使用牙膏与不使用牙膏的情况下牙菌斑的清除情况。

无论是刷牙 10 次、20 次还是 30 次，使用牙膏刷牙时的牙菌斑清除率都比不使用牙膏时的清除率高出许多，可见牙膏的确对清除牙菌斑有着显著的作用。

此外，含有杀菌成分、具有消炎作用的医用牙膏，也非常适用于牙周病高风险人群的个人护理。每天使用牙膏刷牙，可以有效预防牙周病。

（公财）ライオン歯科衛生研究所調べ
（日本小児科学会，1986 年）

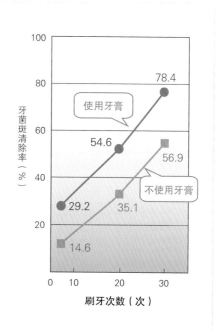

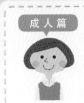

3. 牙齿形态与牙线的选择

牙齿形态复杂,每颗牙齿的形状和曲线都不一样。想要彻底清洁牙齿,就要从专业角度制订相应的策略。首先,我们要了解牙齿清洁的要点。

牙齿表面形态的个体差异明显

成人的牙齿(恒牙),包括智齿(第三磨牙)在内,共计8类32颗;而儿童的牙齿(乳牙)则是5类20颗。不同个体牙齿的形状和大小均不相同。

图54显示的是上颌三种牙齿(切牙、尖牙和磨牙)的正面图。从图中可以看到,牙齿表面分布着许多窝、沟、点隙、嵴等结构。牙齿的形态也会因牙齿功能的不同而不同。

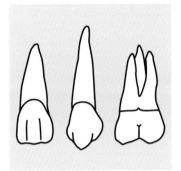

图54 牙齿形态(牙齿形态是与切牙、尖牙和磨牙的功能相匹配的,不同牙齿的牙冠及牙根的形态都各不相同)

牙齿到处都是小窝沟

乍一看,我们的牙齿表面似乎十分光滑平整,但其实存在着很多小窝沟。虽然每颗牙齿看起来都很"小",但其实牙齿表面存在很多点隙,足以让龋齿和牙周病的致病菌大量附着,最终形成牙菌斑(牙垢)。两颗牙齿的邻面、牙间隙以及牙龈退缩后的牙根外露处也都会出现这些小窝沟,仅靠牙刷是难以触及的,沉积其中的牙菌斑也很难被清除。

随着年龄的增长,即使没有牙周病,我们的牙龈也会逐渐退缩并产生缝隙。当牙根外露后,难以清除的区域随之变得更多,我们也就更容易患上龋齿或牙周病了。

试一下牙线

　　牙齿表面呈现各种形态、曲线，想要彻底清洁干净每个缝隙中的牙垢，就不能仅靠牙刷，还需要借助牙线和牙间隙刷的力量。牙线可以深入牙间隙，弯曲自如，可以匹配各种牙齿形态和曲线，从而有效清除缝隙中的牙垢（图55、图56）。

　　尤其是Y字形的棒状牙线（图57），可以轻易深入磨牙的缝隙之中，很适合那些觉得牙线"难用"或觉得"麻烦"而不想用的人。

　　弯头牙间隙刷由合金细丝纤维制成，这种材质一般用于绳索、钓鱼线和渔网等。合金细丝纤维由非常多的细纤维组合而成，具有强度大、摩擦阻力小的特点，极为光滑。这些纤维可以将牙菌斑牢牢缠住并将其从牙齿表面除去。

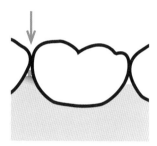

图55　牙齿间的小缝隙（牙刷的前端难以进入的地方）

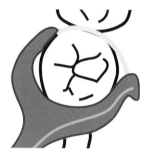

图56　牙线（与牙齿曲线相匹配的工具）

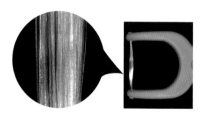

图57　牙线示例（DENT.EX弯头牙间隙刷）

牙线的秘密

　　牙线并非只是一根线，而是由弹性超细尼龙丝捻合而成，与绣花线的结构十分相似。一束超细纤维进入牙间隙后，就可以很好地将牙菌斑清除。研究表明，仅使用牙刷可以去除60%左右的牙菌斑，而如果同时使用牙线，那么牙菌斑的清除率就能提高到90%左右。牙线有棒状的、线状的、遇唾液后可膨胀的等多种类型，我们应选择最适合自己的类型。

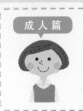

4. 牙间隙的清洁

随着年龄的增长，即使没有牙周病，我们的牙龈也会逐渐退缩并产生缝隙。如果你实在"不愿意使用牙线"，也许就是时候考虑牙间隙刷了。

试一下牙间隙刷

牙线对牙间隙来说，确实是一个非常适用的工具，但是如果牙间隙已经很大了，那就不能单纯依靠牙线了。牙间隙刷（图58）有多种尺寸和形状，应根据牙间隙的大小来选择。找到适合自己的牙间隙刷后，每天使用一次，注意不要过度使用。

出门时，要记得将牙间隙刷放入洗漱盒中哦。外出就餐后，使用牙线快速清洁牙间隙，能有效去除口臭。条件允许，最好饭后立即刷牙。

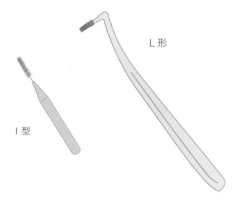

图 58　不同类型的牙间隙刷（I形适用于前牙，L形适用于磨牙）

含氟凝胶的使用

关于牙齿清洁，当前有一种新方法，即将含氟凝胶涂抹在牙线或牙间隙刷上（图59），再涂布于牙间隙中，这样氟能够有效深入到易患龋部位。而且，牙线和牙间隙刷能在很窄的空间内活动自如，即使第一次使用，使用者也能立刻感受到牙间隙清洁干净后的清爽感。体验到这种清爽感后，使用者就可以把清洁牙齿视为一种习惯，而非压力了。

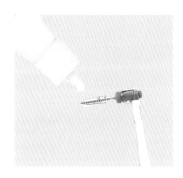

图 59　牙线的新用途（将含氟凝胶涂在牙线或牙间隙刷上，不仅会让人有更加顺滑的感觉，也能更有效地预防龋齿）

专栏　**让使用牙间隙刷成为一种习惯！**

有人曾经以 56 名 30 ~ 70 岁的男性和女性为对象，进行了一项新的牙周病预防项目评估。评估者根据每位参与者的口腔情况，指导他们选择合适的牙间隙刷，在他们掌握正确的牙间隙刷使用方法后，让他们开始进行体验。56 名参与者中首次选择使用牙间隙刷的比例是 55.4%，这些使用者中再次使用者为 96.5%，第三次使用率达到了 100%！牙周袋的深度超过 4mm（衡量牙周病的指标）的人群比例也从 35.7% 下降到了 10.7%。尝试使用牙间隙刷并逐渐养成习惯，这对于预防牙周病非常重要。

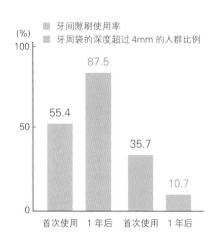

（针对当地居民开展的牙间隙刷预防牙周病的效果。摘自 2009 年 10 月第 58 次日本口腔卫生学会发表内容）

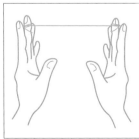

一般的抓持方法
剪下约 40 厘米的牙线，缠绕在双手的中指上，两指之间留出约 15 厘米长。只需一点小技巧即可轻松搞定牙线。

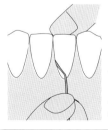

牙线的使用
使用牙线清洁牙间隙时，动作要轻柔缓慢。狭窄的牙间隙也无须担忧。

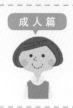

5. PMTC——拥有一口洁白、健康牙齿的关键

美白牙齿，并不是说给牙齿涂上白色，而是利用 PMTC（专业化机械性牙齿清洁）技术，除去牙齿上的牙渍，以及仅用牙刷无法清除的牙间隙中的牙菌斑（牙垢）。

什么是 PMTC

PMTC 是英文 Professional mechanical tooth cleaning 的缩写，PMTC 能彻底去除肉眼看不到的牙渍。这种牙齿清洁技术是由瑞典的阿克塞尔森博士开发的，能有效预防龋齿和牙周病（图 60）。

PMTC 可以彻底清除牙齿表面的牙渍和牙菌斑（牙垢），特别是牙齿之间的黑点以及细小部位的牙菌斑，让我们拥有一口好牙，时刻展现自信笑容。

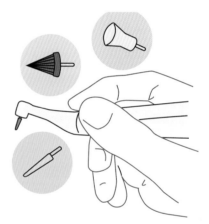

图 60　PMTC（一种温和细腻的洁牙技术，可爱的树脂或硅胶小尖端可以让我们的牙齿变得更加光滑）

PMTC 对儿童龋齿的作用

PMTC 对预防儿童龋齿也有很大的作用。阿克塞尔森博士用 4 年时间对 216 名 7 ~ 14 岁的儿童进行了一项实验，将他们分成两组，一组进行 PMTC（前两年的 PMTC 频率为 2 周 1 次，后两年改为每年 4 ~ 6 次），另一组未进行 PMTC。与未进行 PMTC 的儿童相比，进行 PMTC 的儿童无论是牙齿表面的牙菌斑，还是牙龈肿胀（牙龈炎）或龋齿的状况，都有显著的改善（图 61、图 62）。

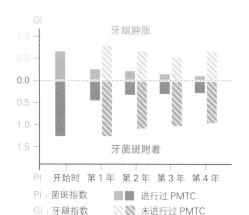

图 61　PMTC 的作用（接受 PMTC 后儿童的牙菌斑和牙龈肿胀逐年减少）

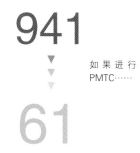

在这项研究中，216 名 7 ~ 14 岁的儿童被分成两组，每组人数基本一样。

图 62　PMTC 试验（未进行 PMTC 的儿童合计出现 941 颗龋齿，而进行过 PMTC 的儿童合计只有 61 颗龋齿）

"健康的口腔"是送给未来的大礼

帮助孩子远离龋齿和牙周病的困扰，就可以让他们以健康的口腔迎接未来的美好生活。没有龋齿和牙周病的人生，一定会过得很精彩。一个健康的口腔，一口洁白莹亮的牙齿，一抹绽放自信的微笑，就从此刻开始，从 PMTC 开始。

专栏　清新的口气始于牙石的去除及 PMTC

我们对 6 名患者分别采取单纯牙石去除治疗、单纯 PMTC 以及牙石去除治疗联合 PMTC 三种方法，并使用口气检测仪对比 6 人治疗前后的口腔异味情况，检测结果如下："单纯 PMTC"和"牙石去除治疗联合 PMTC"者，口腔异味的缓解要比单纯去除牙石治疗更显著，PMTC 在清新口气方面的效果让人惊喜！

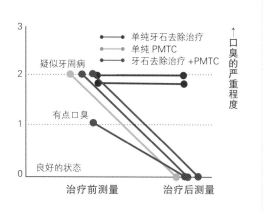

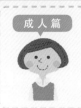

6. 牙周病的及时诊断与治疗

诊断牙周病后，不做任何处理，这样是否正确？当出现这样的疑虑，正是解决牙周病问题的第一步，也会让牙周病护理变得更容易。

牙周病是常见的口腔疾病

牙周病是常见的口腔疾病，如果放任不管，牙齿最终可能会松动脱落。不过如果症状较轻，不肿不疼，想必大多数人都不会给予过多的重视吧。当觉得自己变胖了，就可以马上称体重；而自我感觉可能患有牙周病，则只有到口腔诊所就诊以明确诊断。

当刷牙也难以解决口腔不适时

当牙龈出现了不明缘由的肿胀、红点，食物容易卡在牙缝中，总觉得口腔里黏糊糊的……这些都是非常细微的症状，但同时也是牙周病的征兆之一。通过刷牙清洁牙齿固然重要，但如果上述症状仍无法缓解，我们该怎么办呢？

口腔也须定期保养

即使每天在家洗头发，但偶尔某天去美发店洗，那天也会觉得似乎比平时清爽许多。口腔也是一样。在口腔诊所进行 PMTC 后，牙间隙中的牙菌斑（牙垢）也将被一扫而空，牙齿瞬间变得光滑清爽。就如同会偶尔去美发店洗头发一样，我们也要偶尔去口腔诊所保养牙齿，这么说就比较好理解了吧！明白这一点，即是解决牙周病问题的第二步。只要定期进行口腔护理，即便年龄大了，牙齿也没那么容易松动脱落。这也是解决口腔问题的有效方法之一（图 63 至图 65 ）。

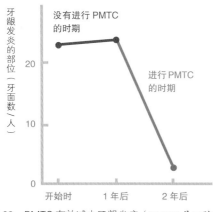

图 63　PMTC 有效减少牙龈炎症（PMTC 是口腔诊所的专业清洁技术，可以有效减少牙龈炎症）

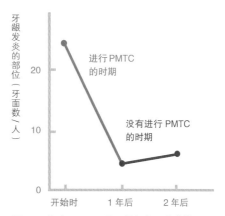

图 64　停止 PMTC 后牙龈炎症再次发作

（LDH：「カリエスリスクに応じたう蝕予防二日間コース資料」より抜粋・改変）

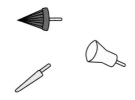

图 65　PMTC 专用牙间隙刷
（可以深入清洁牙齿每个缝隙）

专栏　**定期口腔护理，优雅老去**

　　2016 年日本口腔疾病实况调查结果显示，牙周袋深度超过 4mm 的牙周炎的患病率如下：30 ~ 39 岁人群为 36%，40 ~ 49 岁人群为 45%，50 ~ 59 岁人群为 51%，60 ~ 69 岁人群为 59%，70 ~ 79 岁和 80 ~ 89 岁人群分别为 54% 和 46%。从数据来看，70 岁以上人群的牙周炎患病率有所下降，但我们也要认识到该人群的牙齿缺失数量是在增加。30 ~ 49 岁人群即使患有牙周炎，但症状较轻，且这一人群又正值育儿及事业最繁忙的阶段，因此他们更容易忽视这一口腔问题。所以当自己有隐隐担忧的时候，还是尽快寻求口腔诊所的帮助吧。

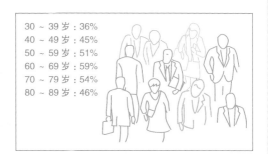

30 ~ 39 岁：36%
40 ~ 49 岁：45%
50 ~ 59 岁：51%
60 ~ 69 岁：59%
70 ~ 79 岁：54%
80 ~ 89 岁：46%

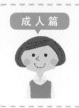

7. 牙周病与健康习惯

步入中年后，大部分人忙着照顾家庭、打拼事业，忙着实现自己的梦想；但一定不要忘记，健康的口腔和身体才是一切革命事业的本钱。

布雷斯洛的七个健康习惯

美国加州大学的布雷斯洛教授自 20 世纪 60 年代起就开始对约 7000 人进行长达数年的健康状况调查，并提出了与身体健康和长寿相关的七个健康习惯（图 66）。

这七个健康习惯包括：①每天吃早餐；②不吃零食；③维持标准的体重；④保证每天 7 ~ 8 小时的睡眠时间；⑤定期运动；⑥不吸烟；⑦不酗酒。布雷斯洛教授提出，拥有这些健康习惯越多，患病的可能性就越小，寿命也就越长。

 每天吃早餐

 不吃零食

 维持标准的体重

 保证每天 7 ~ 8 小时的睡眠时间

 定期运动

 不吸烟

 不酗酒

图 66　布雷斯洛的七个健康习惯

健康习惯能降低牙周病的患病率

牙周病是一种生活习惯病。那么它与布雷斯洛的七个健康习惯之间又有着怎样的关联呢？在关于布雷斯洛健康习惯与牙周炎的关系的研究中，研究者得出了"健康习惯越好，牙周炎的患病率越低"的结论，这一结论适用于每个年龄层（图67）。此外，研究中还发现，拥有更多布

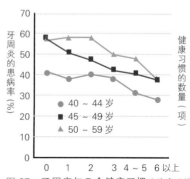

图 67　牙周病与 7 个健康习惯（健康习惯好的人，患牙周病的可能性也会相应低很多）（藤田ら，口腔衛生会誌，1995 より改编）

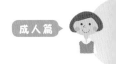

雷斯洛健康习惯的人，大多有刷牙等能够维持口腔健康的好习惯。

牙周病的预防

牙周病是由牙周病致病菌所致，这些细菌活性高的时候，容易引发口腔炎症，常见牙龈肿胀或出血，甚至牙齿松动或口臭等。牙周病与生活习惯有着密切的关联，慢慢改变不良生活习惯，不仅可以让我们的身体更健康，还能有效预防牙周病。

除了养成良好的刷牙习惯外，定期到口腔诊所清洁牙齿或进行专业口腔护理，也是预防牙周病的重要举措。在与口腔医师和口腔卫生士沟通的过程中，我们可以了解更多口腔预防的知识和技能，让一口健康的好牙陪伴我们平稳度过充实的中年时期。

专栏　牙周病与全身性疾病

牙周病与心绞痛、心肌梗死、脑梗死、糖尿病等全身性疾病的关联引起了人们的广泛关注。最近也出现了一种说法，认为牙周病甚至会引发痴呆。

牙周病与糖尿病有着密切关联，糖尿病患者更容易患牙周病，同时，牙周病也会加速糖尿病的恶化。患上牙周病后，免疫细胞会分泌出一种名为炎症细胞因子的化学物质，这种物质会抑制胰岛素的活性。胰岛素是一种具有降血糖功能的激素，胰岛素活性被抑制后，人体的血糖水平就会升高。与此同时，有研究表明，在牙周病的治疗过程中，作为糖尿病指标的血红蛋白 ALC 值也得到了改善（信息来自临床牙周病学会、糖尿病信息中心）。

口腔本就属于人体的一部分，所以"口腔和别处器官不一样"的说法根本站不住脚。

8. 牙齿美白

提升自尊和自信，是压力管理的一种方法。当牙齿洁白莹亮，微笑也就更自信！拥有一口洁白的牙齿会让人更自信，内心更强大。

"美白"一词的延伸

牙齿美白是一种让牙齿变得洁白的口腔护理操作，但随着"美白"这个词越来越被人所熟知，它似乎也被赋予了更多的含义（图68）。

首先，牙齿美白的本意（狭义）是一种使用药物让牙齿变得更加白皙的医疗行为。它通过在牙齿表面涂布过氧化氢或过氧化脲等化学物质，分解牙齿中的微量色素，从而改变牙齿颜色和亮度，在这个过程中还可以辅助加用激光照射、红外线照射、冷光源照射等方法增加脱色效果。

牙齿美白分为两种，一种是在口腔诊所进行的"诊室美白"，另一种则是在口腔医师指导下于家中自行进行的"家庭美白"。"诊室美白"时先将牙龈保护起来，使其免受化学物质的侵害，然后在牙齿表面涂布化学物质，在调整牙齿颜色的同时，用漂白灯或激光、红外线等加热装置照射数次。

"家庭美白"则是在口腔医师的指导下，使用专用牙齿美白套装中的含药物牙套套住牙齿进行颜色调整。

在口腔诊所（医疗行为）	在家里（非医疗行为）
①诊室美白　由口腔医师在口腔诊所进行	④用牙膏去除牙渍
②家庭美白　根据口腔医师的指导在家中进行	
③无髓牙漂白　由口腔医师在口腔诊所进行	在店铺、沙龙（非医疗行为）
⑤清洁　由口腔医师、口腔卫生士在口腔诊所进行	⑥自行美白　在牙齿表面涂布使牙齿看起来更白的物质

图68　牙齿美白

所有的牙齿美白方法都有适用和不适用之分。方法①和②适用于有牙髓（牙神经）的情况。而无髓牙漂白（方法③）只适用于没有牙髓的牙齿，且主要用于某一颗牙齿颜色不同于其余牙齿的情况。在口腔诊所中将药物注入牙齿内部，然后在接下来的几天观察牙齿的颜色变化。

有的"美白"方法并非真正让牙齿本身变白，而是让牙齿"看起来白了很多"。这时主要是借助牙膏的"美白"效果（方法④）。牙膏可以去除牙齿表面附着的咖啡和茶渍等牙渍（有色污垢），并让它们难以黏附，但这种方法并不能达到完全去除牙渍的效果。

口腔诊所的"清洁"（方法⑤），可以去除牙齿上的牙渍。这种方法去除的是牙齿表面的牙渍，从而让牙齿恢复原本的颜色，而且还有清除牙菌斑、预防龋齿和牙周病的效果。

非医疗行为的牙齿美白

"自行美白"（方法⑥）是患者在店铺、沙龙等非医疗机构处，自行将药物涂布在牙齿上的方法，使用的药物也与口腔诊所的不同。这些地方一般没有专业的医务人员，即使有，他们也不具备专业的治疗技术。

所以如果只说"美白"二字，就很容易造成交流偏差。在与他人交流的时候，我们应注意到词语的其他含义并事先了解，这对于顺畅的沟通很重要。

专栏　从一颗牙齿开始美白——无髓牙漂白

很久以前曾经做过治疗处理的某颗牙齿，最近好像颜色黑了许多。在这种情况下，我们可以通过口腔诊所的无髓牙漂白进行改善。拔除牙髓（牙神经）后的牙齿在经过较长的一段时间后，也可能会逐渐变得暗沉。无髓牙漂白可以通过在牙齿内部注入漂白剂来改善牙齿颜色，这是一种针对单颗牙齿的美白方法。牙齿更亮更白后，也许就能让我们提升自信心。

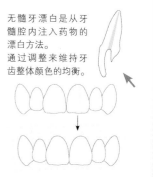

无髓牙漂白是从牙髓腔内注入药物的漂白方法。
通过调整来维持牙齿整体颜色的均衡。

上图为示意图。当然，无髓牙漂白也并非适用于所有情况。

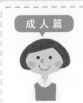

9. 磨牙症

磨牙症是一种统称，不仅出现于睡梦中，有的人在清醒的时候也会磨牙。

磨牙症的表现

有人喜欢咬指甲，有人喜欢抓头发，每个人的表现都不尽相同，口腔异常也有各种各样的表现方式。磨牙症患者有的表现为咬牙切齿（发出吱嘎的声音），有的表现为牙关紧闭，这与心理压力状态以及口腔的咬合有关。

磨牙症对牙齿的损害

磨牙症最大的问题在于，患者无论是牙齿还是颌骨都会承受比常人更大的作用力。因此牙齿也更容易磨损，严重时甚至会露出牙齿内部的牙本质，有损牙齿美观，或导致牙本质过敏、牙髓病、根尖周病以及牙折等（图69）。另外，这种作用力是从非正常的方向施加而来的，所以牙龈附近的牙釉质会扭曲并慢慢崩坏，牙根附近可能会被削成楔子状，也可能因此出现牙齿敏感（图70）。

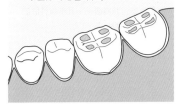

当牙齿磨损并露出内部的牙本质后，咬合面上就会出现一个圆形的暗色部位。

图 69　牙齿磨损（牙齿因咬合而日渐磨损，磨牙症患者的磨损速度较常人更快）

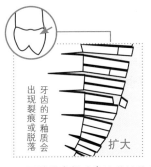

牙齿的牙釉质会出现裂痕或脱落

扩大

图 70　牙釉质磨损（靠近牙龈的牙釉质会扭曲，并出现细微的磨损）

磨牙症的应对

除了在生活和工作中进行合理的压力管理和放松之外，有磨牙症困扰的人群还可以借助一种在工作和睡眠时均可佩戴的透明牙套来预防磨牙症（图71）。在集中精力工作或睡眠时佩戴牙套，可以最大限度地减少施加在牙齿和颌骨的作用力，从而起到保护牙齿和颞下颌关节的作用。这一做法能有效降低磨牙动作对牙齿和颌骨施加的作用力。

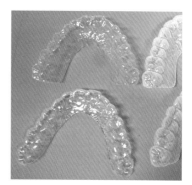

图71 透明材质制成的牙套（佩戴牙套后不影响美观，也不影响正常发音）

> **专栏** **磨牙症和睡眠**
>
> 磨牙症的患病率大约是10%，也就是说每10个人中就有1个磨牙症患者，且无性别差异。从年龄来看，随着年龄的增加，这一患病率会逐步下降，儿童磨牙症患病率为14% ~ 20%，青少年为13%，成人为5% ~ 8%，60岁以上人群为2% ~ 3%。在磨牙症中，吱嘎作响的咬牙切齿型和牙关紧闭型都是睡眠中可能发生的类型，会影响到睡眠质量。因此，口腔状况改善后，睡眠状况也会随之好转。
>
>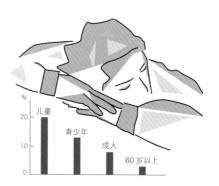
>
> （加藤隆史，和嶋浩一：日本歯科評論別冊／睡眠医学の臨床．2004．）

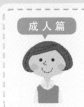

10. 烦人的口臭——牙垢惹的祸

> 担心有口臭，所以嚼食香味很重的口香糖，这真的是个好办法吗？你是否也有这样的困扰，担心自己有口臭，所以常常做事畏首畏尾，缺乏自信，甚至沉默寡言。事实上，预防牙周病和龋齿的措施，同样有助于预防口臭。

口腔异味须及时掌握

对气味的感觉——嗅觉，是通过位于鼻子后部的嗅觉上皮捕获气味，然后经神经传递到大脑而产生的。闻到好闻的气味时，我们会忍不住用鼻子深呼吸。但是，嗅觉是一种适应性很强的感觉，也就是说，它很快就会习惯于某种气味。因此，如果长时间闻某一种气味，我们的嗅觉就会变迟钝。

例如，当我们进入一家空气中弥漫着香味的面包店时，会忍不住赞叹："好香啊！"但坐在店里很久的人就会觉得："不至于吧？"口臭也是如此，很多人在被家人指出之前，完全察觉不到自己口腔中的异味。不过也正因为当局者迷，我们才会更担心自己有口臭，所以在家中或在职场中总是刻意与他人保持一定的距离。想必很多人都有过这种经历吧。

引发口臭的细菌

口臭包括早上醒来时和中午空腹时出现的生理性口臭，因食物原因引起的饮食性口臭，还有一种是由牙周病或全身性疾病引起的、需要积极治疗的病理性口臭。

口臭主要是由多种化学物质混合后产生的气味所致。而这些化学物质的产生，正是由于口腔内的细菌分解所致，尤其是具有分解蛋白质能力的具核梭杆菌和牙龈卟啉单胞菌等听起来十分陌生的细菌。因此，清除牙菌斑（牙垢）和食

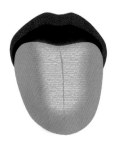

图 72　舌苔表面有引发口臭的细菌

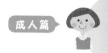

物残渣以抑制口腔细菌活性，是预防口臭的重中之重。此外，隐藏在舌苔中的细菌似乎也会引发口臭（图72）。

进入中年以后，牙齿之间的缝隙越来越大，清除牙菌斑就显得越发重要了。

预防口臭，可以让我们无论是在工作中还是在生活中，都能拉近与他人的距离！事实上，预防口臭也有助于预防牙周病和龋齿。

专栏 口臭患者的口腔气味成分

口腔中的硫化氢（臭鸡蛋味）、甲基硫醇（烂洋葱味）、二甲基硫化物（烂白菜味）等气味成分混合在一起会形成口腔臭味（口臭）。其中，除了口腔中的污垢会产生硫化氢和甲基硫醇之外，牙周病致病菌、舌苔上的细菌等也有可能产生这些物质；二甲基硫化物也是一样，牙周病并非其唯一的诱因。因此，我们不仅要考虑自己有没有口臭，还要找出导致口腔异味的气味成分组成，这样才能从本质上解决口臭问题。

专栏 清洁舌苔，改善口臭

日常护理无法改善口臭的患者，除了掌握正确的刷牙方法和进行牙石去除治疗外，还应常常清洁舌体（舌苔）。舌苔是附着在舌表面的坏死细胞和细菌的聚集体。从下图可以看出，舌苔减少后，口臭也得到了明显改善。从这个例子可知，口臭的诱因不是单一的。

<舌面的横截面>
舌面有很深的凹痕，是污垢和细菌的藏身之处。

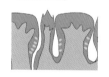

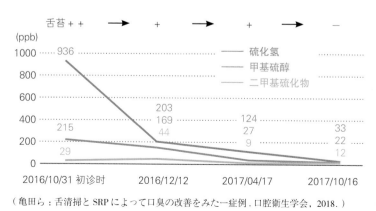

（亀田ら：舌清掃とSRPによって口臭の改善をみた一症例.口腔衛生学会，2018.）

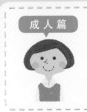

11. 及时发现口臭问题

在办公室或是在车站等车时，若是忽然飘过一阵清香，想必人们的心情都会好上许多吧。香味是促进人际交往的重要因素。为了给他人留下一个好印象，我们要时刻注意自己是否存在口臭问题，并及时改善口气。

口臭问题须及时纠正

在 40 ~ 60 岁的男性人群中，有 40% 的人十分在意自己的口气，但即便如此，也只有少数人会积极采取有效措施。图 73 中，相比嚼口香糖（50%）、吃薄荷味点心（20%），只有 1.5% 的人会选择"去口腔诊所接受龋齿和牙周病治疗"，而"不采取任何处理"的比例更是高达 10%。但是，当女儿也开始嫌弃父亲的口臭时，则有 22% 的父亲选择积极治疗龋齿和牙周病。薄荷味的点心根本无法改善口臭问题，只有女儿的嫌弃，才是父亲改变自己的最大动力。

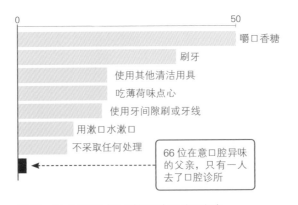

图 73　66 位在意口腔异味的父亲的处理方式

科学监测

似乎许多人都是被家人指出口臭问题的，事实上这种情况让家人和自己都很尴尬。那不妨把这个问题交给专业的检测设备吧。例如，使用口臭检测仪（图

74），就可以测量我们口气中的硫化氢、甲基硫醇和二甲基硫化物等口臭诱发物质的含量，并用数字进行直观表示。

使用牙线和清洁舌体也可以达到一定的缓解效果。与其一直担心，不如先监测一下自己的口气，了解情况后再采取合理的改善措施，让自己无论是在职场还是在生活中，都能自信地与人接触。

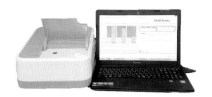

图 74　口臭检测仪
［图片由 abistmedical（株）提供］

专栏　女儿与父亲之间的沟通

在一项以 15～25 岁女儿及其父亲（42～61 岁）为对象的调查中，56% 的女儿都表示自己"在和父亲说话时会闻到他的口气"。而只有 18.5% 的父亲表示"担心别人闻到自己的口气"。可见女儿和父亲之间的口腔卫生观念差别还是比较大的。有 20% 的父亲表示自己在用牙签清洁牙缝时会觉得有异味，这不正是牙周病的前兆吗？

通过电子邮件进行交流固然让人更轻松，但面对面的交流也是必不可少的。

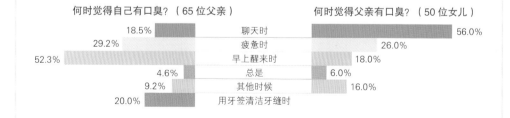

何时觉得自己有口臭？（65 位父亲）		何时觉得父亲有口臭？（50 位女儿）
18.5%	聊天时	56.0%
29.2%	疲惫时	26.0%
52.3%	早上醒来时	18.0%
4.6%	总是	6.0%
9.2%	其他时候	16.0%
20.0%	用牙签清洁牙缝时	

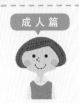

12. 预防根面龋

儿童龋齿和成人龋齿是不同的。预防儿童龋齿着重于新生恒牙的窝沟与牙间隙等处的蛀蚀，而成人龋齿则更着重于牙根表面和牙冠周围等容易被蛀蚀的部位。

根面龋，陌生的词汇

根面龋是形成于牙根表面的龋齿。牙根在健康口腔中一般都位于牙龈的下方，是口腔中肉眼不可见的部位。但是，如果患有牙周病，牙龈会退缩，牙根也就随之外露了（图75）。若牙周袋较深且难以清洁，则牙根表面就很容易出现龋齿。

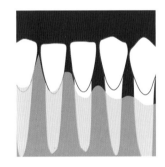

图 75 牙龈退缩（牙周病会导致牙龈退缩，露出牙根）

牙根为龋齿易发之处

牙齿分为牙冠（牙体露于口腔的部分）和牙根（牙体在口腔内不外露的部分）两部分。牙冠和牙根不仅在形状上不同，在微观结构上也有差别。牙冠上覆盖着牙釉质，牙釉质是一层高钙物质，可以很好地保护牙齿；而牙根处只有一层薄的牙骨质。牙釉质的厚度约为2mm，而牙骨质的厚度仅为0.3mm（图76）。牙根是抗龋能力较弱的部位。

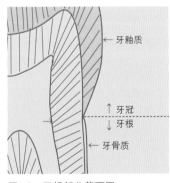

图 76 牙根部分截面图

根面龋的治疗及清洁的难度

根面龋多位于牙根部的牙骨质，肉眼很难发现；根面龋距离牙龈也很近，可能就位于牙龈下方，因此很难治疗（图77）。

当我们使用镜子观察龋齿的时候，相当于是从其侧面进行观察，所以很难发现牙根表面，尤其是牙缝里的龋齿。如果没有定期接受口腔检查，可能就会出现牙齿突然断裂或脱落的情况。所以我们更要积极预防根面龋，例如使用含氟牙膏、含氟漱口水以及进行专业的口腔清洁（PMTC）等。

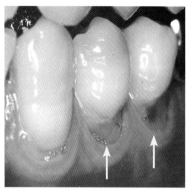

图77　根面龋实图（箭头处为根面龋，最左边的牙齿马上就要发展成根面龋了）

专栏 **牙周病与根面龋**

成人根面龋患病率会随着年龄的增长而升高。若男女混合统计，则50～59岁人群中有39.3%的人患有根面龋；若仅以男性为对象进行统计，则40～49岁男性人群中有50%的人患有根面龋。换言之，每两位男性中就有一位根面龋患者。

若对根面龋问题放任不管，那么即使抵御住了牙周病的侵袭，我们宝贵的牙齿也依旧会因龋齿而受到损坏。

牙周病治疗结束后，最好同时进行根面龋的治疗，让我们的恒牙远离牙周病和龋齿的困扰，让我们共享健康美好的生活。

成人根面龋患病率（男女混合统计）

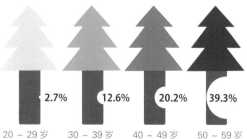

20～29岁	30～39岁	40～49岁	50～59岁
2.7%	12.6%	20.2%	39.3%

（眞木吉信，福島正義，鈴木丈一郎編著：歯根面う蝕の診断・治療・予防. 医学情報社，2004.）

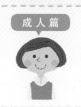

13. 氟与牙齿健康

成人龋齿最主要的问题在于牙齿表面很难彻底清洁，牙齿的这种椭圆形结构十分复杂，光靠刷牙是无法达到彻底清洁的目的的。所以我们才要使用牙膏，才要使用氟。

氟对预防成人龋齿也很有效

很多人可能会觉得氟只对预防儿童龋齿有效。其实，氟对预防成人龋齿也很有效。而且，氟对牙周病导致的牙龈退缩所引发的根面龋，也有很好的预防效果。

日本约90%的牙膏中都含有氟。不过，自2017年3月开始，与国际标准（ISO）接轨的最高含氟量为1500ppm的牙膏才获批上市，这是用于预防成人龋齿的牙膏中氟含量的最新标准。

人生不同阶段的口腔护理重点不同，尤其是中年以后，即使没有牙周病，大部分人的牙龈也会退缩，因此更要精心呵护牙齿和牙龈。

每天使用含氟牙膏刷牙是一种简单易行的口腔保健方法以及口腔护理好习惯。一直以来，人们都觉得牙膏只是刷牙过程中的辅助品。但含氟牙膏面世后，人们的目光就从强调正确的刷牙方式转移到牙膏的防龋效果上了（图78）。

使用公认有效的含氟牙膏刷牙是简单易行的龋齿预防方式。

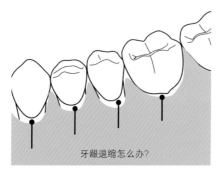

牙龈退缩怎么办？

图78　成人龋齿更要关注根面龋

氟的作用

氟通过提升牙体组织的抗酸能力、促进牙齿中析出的钙和磷等矿物质离子回到牙体组织中（再矿化）以及遏制细菌的产酸能力这三个方面来有效遏制龋齿的发生。氟的功效主要是通过含氟牙膏、含氟凝胶、含氟漱口水以及牙齿表面涂布氟等实现。

市面上的大多数牙膏都含有氟，某些牙膏还添加了预防牙周病、牙齿敏感和牙渍等的药用成分。使用含氟牙膏同时也是一种非常轻松的氟治疗手段。

牙石去除及 PMTC

洁净的牙齿表面有利于提升氟的保健功效。如果在进行 PMTC 之前，先去口腔诊所去除牙石和无法自行去除的轻微牙菌斑，PMTC 的保健效果会更好。图 79 展示了氟的预防作用，氟的作用随着时间的推移而逐渐显现。

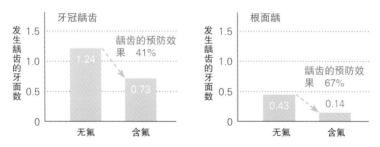

图 79 使用氟化钠含量为 1100ppm 的牙膏进行刷牙 1 年后的效果

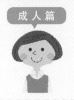

14. 成人口腔护理指导

活在"当下"才最精彩。为了让未来的每一个"当下"都活得出彩，笔者总结了不同人生阶段改善口腔环境的小窍门，这些小窍门是所有人都能轻松做到的。

20 ~ 29 岁人群

正式进入龋齿不可逆的时期。鉴于"20 ~ 29 岁人群的患龋率为80%"，我们应尽早对龋齿予以治疗。越早干预，效果越好！

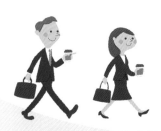

抑制牙菌斑、牙石、有色污垢的形成原因！
我们的目标是：洁白的牙齿！
第一步，就是 PMTC。
让私人牙医常伴左右！

偶尔的专业护理，会帮我们恢复元气

参考文献

眞木吉信·石塚洋一编著：月刊「デンタルハイジーン」别册／エビデンスを临床に！龋蚀予防マニュアル．医齿药出版，2019．

使用含氟牙膏
15 岁以上人群每次刷牙时挤出约 2cm 长度的牙膏。根据年龄适当调整。

不只是刷牙
首先将牙膏涂抹在整个口腔内，然后使其在牙齿表面充分起泡。刷完后吐出。

用少许清水漱口一次
用 10 ~ 15mL 水（约一个汤匙的量）漱口。

暂时不要进食
刷牙后 1 ~ 2 小时内避免进食或饮水。

氟"输送"刷牙法
不要只在牙刷接触到的牙齿上涂氟，应让氟布满所有牙齿，这样就可以使口腔维持预防龋齿应达到的氟浓度。

30 ~ 39 岁人群中，"牙周袋 4mm 以上"（牙周炎）的人数占比为 30%。
这个年龄阶段的人，大概都因家庭和事业而忙得焦头烂额。请多关心关心自己吧！

试试电动牙刷如何？
也有儿童款哦。

30 ~ 39 岁人群

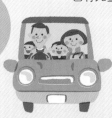

总觉得嘴巴里黏糊糊的，口臭又该如何改善呢？找到适合自己的牙线和牙膏产品，享受口腔护理的乐趣吧！口臭很难自我诊断，所以要借助仪器检测。

**40～49岁
人群**

工作压力大？好像会磨牙了……要注意压力管理

明明没有龋齿，牙齿却脱落了？有没有出现牙龈退缩情况？了解自己的口腔变化吗？自我护理时总感觉清洁得不够彻底，这样真的可以吗？

一旦发现问题应立刻解决。

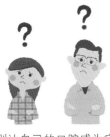

根据目的使用含氟牙膏

别让自己的口腔成为病菌的温床！

含氟牙膏＋牙线、牙间隙刷、电动牙刷等，选择自己喜欢且适合的工具。

听取口腔医师的建议！

保持咀嚼和吞咽能力，轻松跨入下一个人生阶段！

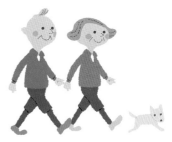

牙周病日益严重的一代人。可以考虑使用高浓度的含氟牙膏。**尽量维持口腔周围肌肉的功能，减少牙周病致病菌的滋生！**

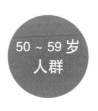

**50～59岁
人群**

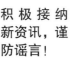

积极接纳新资讯，谨防谣言！

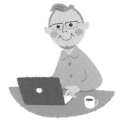

通过唱歌、说话、大笑、进食等动作训练来提升口腔肌功能，度过一个优雅的晚年。

每日慢养生，轻松呵护口腔健康。

含氟牙膏的使用方法

只有氟含量达到一定的浓度，牙膏才能发挥出理想的效果。牙膏中的氟浓度是根据年龄进行调整的，儿童牙膏中的氟浓度偏低，因此成人要使用成人含氟牙膏。15岁以上的青少年就可以开始使用氟浓度高的牙膏了，使用时，在牙刷前端挤出约2cm长度的牙膏即可。

需要注意的是，刷牙时应先将牙膏均匀地涂布于全部牙齿，然后再开始刷牙。刷牙结束后也要保持口腔内的氟浓度，这一点很重要。刷完后使用10～15mL的清水漱口一次，并且在1～2小时内不要进食。

15. 口腔保健，一步一步走

大家有没有遇到过这种情况：口腔医师或口腔卫生士提出了一些建议，我们当场也都说了"好的"，但就是迟迟无法下定决心开始？

迈出第一步

这种情况下，"做不到"或是"现在还不能做"的原因有很多：

①在听到说明或建议后，即使认为"这对我来说有些困难"，也依旧会回答"好的"。
②即使有这个想法，也不会立即着手开始做。

有个词叫"行为修正"。当想要改变自己的行为时，如果是自愿的，且自认为是值得的，那就会立即着手改变；但如果只是觉得好，却没有行动的欲望，那就需要很大的毅力才能真正迈出第一步。

从自我出发

有一种人，对于他人提出的建议，总是习惯马上同意。试试对照表4的自我抑制型行为特征检查表看看吧。如果得分高，你大概就是很容易"心软"的类型，看对方说明得那么辛苦，就会忍不住想要予以回应。但别忘了，还有一个人值得自己"心软"，那便是——你自己。自己的感受也很重要，不是吗？

我们举个虚构的极端例子进行说明。假设有人告诉你："我们应该每天刷牙10次，每2小时刷1次。"听完之后，你可能会不忍心拒绝，于是点头同意了。但这显然是做不到的，因为你不可能半夜爬起来刷牙。你唯一能做的，就是在方便的时间尽量多刷几次。因此，你可以告诉对方："半夜刷牙有些困难，但我可以在白天多刷几次。"

表 4　自我抑制型行为特征检查表

自我抑制型行为特征	经常	一般	不会
1. 压抑自己的情绪	2	1	0
2. 不会轻易说出自己的想法	2	1	0
3. 在意他人的态度和行为	2	1	0
4. 再辛苦也能忍受	2	1	0
5. 想获得他人的肯定	2	1	0
6. 努力不辜负他人的期望	2	1	0
7. 不会说出真实想法	2	1	0
8. 觉得没有自我	2	1	0
9. 觉得不该批评他人	2	1	0
10. 想让在意的人了解自己	2	1	0

合计　　　分

11 分以上为高分，7～10 分为中等，6 分以下为低分。这个结果代表了自我压抑的程度以及对他人的在意程度。80% 的日本人得分都在 7 分以上。

得分高的人总会不由自主地观察他人的态度和行为，却又不善于表达自己的意见，因此总会感到压力很大。得分低的人则是善于表达自己的类型，即便偶尔会注意到周围人的行为，也不会有迎合他人的想法。

这个分数不是恒久不变的，而是会随着治疗和心理发展而变化。

试着把自己的真实想法告诉对方吧！

拆分目标，一步一步走

当有想法的时候，如果我们强迫自己一定要"做到最完美"或"坚持到最后"，或是担忧自己"做不到怎么办"，那就永远不可能迈出第一步。

在这里，笔者给大家分享一个小技巧。首先，把自己想做的事情化整为零，分成尽可能多的小目标（图80），并把每个目标设定成自己100% 可以完成的。例如，先设定一个"现在从椅子上站起来"的目标，也许这看起来似乎与最终目标毫无关联，但目标一个接一个完成后，距离最终目标也就不远了。这是一种分段实现大目标的方法。如果这样能够成功，下次预约时不妨跟口腔医师或口腔卫生士商量一下："可不可以这样做"，说不定还会引起对方的共鸣："是这样，是这样……"或是"之前对您的建议的确有点不合理……"

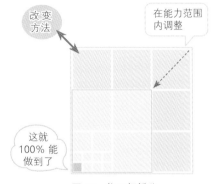

图 80　将目标拆分

中老年人篇

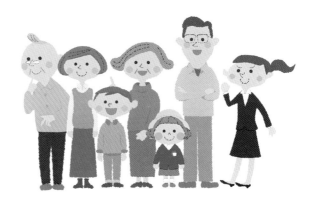

1. 有私人牙医的人普遍长寿？

研究表明，拥有私人牙医的人平均寿命更长，年老后很少需要他人护理。那么，拥有私人牙医的人为何会活得更久呢？让我们深入探讨一番吧。

"私人牙医"和"一般牙医"的区别

一直以来，大多数人都觉得只有在出现口腔问题，例如"出现龋齿""填充物脱落""牙龈出血"时才有必要去口腔诊所。甚至有些人，从小就害怕牙医，不到万不得已坚决不踏进口腔诊所的大门。

大多数人会选择在熟悉的口腔诊所就诊，如果接诊的是"一般牙医"（初诊牙医），那患者得到的也不过是简单的止痛、止血等基础对症治疗，不会有更深入的诊治。而"私人牙医"（一般为固定的某个牙医）除了能够在患者出现症状时提供及时的治疗，还可以提供定期的牙科检查等口腔预防保健服务。口腔预防与口腔治疗后的保健都是非常重要的，缺一不可。如果平时的口腔预防做得好，就可以大大减少口腔疾病的发生，自然也就不需要专门的口腔治疗了。只有积极预防，才能提高生存质量，从而获得健康长寿的人生。

"有私人牙医的人更长寿"的结论是有数据支撑的

日本星旦二先生（东京都立大学教授）和他的团队自 2001 年起，在东京多摩牙科医师协会的协助下，对居住在城市的 65 岁以上的居家老人展开了长期调查。他们将老人分为"有私人牙医组"和"无私人牙医组"两组。第一年，他们共收到了 13066 份回复，占调查目标对象总数的 80%，这些人被当作后续调查和分析的对象。图 81 显示了被调查对象 3 年期间，即 2004 年为止的累积生存率。"有私人牙医组"2004 年的累计生存率为男性 92.4%、女性 96.1%，"无私人牙医组"2004 年的累计生存率为男性 89.6%、女性 90.3%，两组结果差异明显，且女性的差异较男性更为明显。

接下来，他们又对"有私人牙医组"和"无私人牙医组"两组人在3年后的生活自理能力进行了分析。结果显示，"有私人牙医组"中，无须他人照顾的人数比例更高，须长期特级护理的人数也相对较少。与此同时，对比两组的结果后发现，在生存能力方面，女性的差异更为明显。此外，"有私人牙医组"的调查对象普遍自理程度较高，能完成吃饭、排泄、简单的运动、洗澡、购物、洗漱、做家务、理财、用药、使用交通工具等活动。

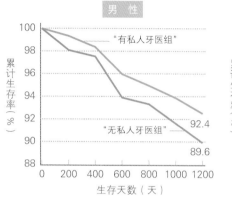
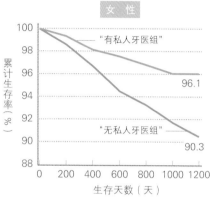

图81 累计生存率比较
（星 旦二，ワニブックス，2012.）

有私人牙医的人对自己的健康更有自信

那么，我们先来看看有私人牙医人群的生活特征：

①认为自己"非常健康"或"比较健康"；②对自己的生活很满意；③上厕所、洗澡等都可以独立完成；④购物、写作、阅读、存取款等方面都无须他人协助；⑤每周外出3~4次，爱好广泛（图82）；⑥每周与朋友或邻居一起玩3~4次（图83）；⑦虽然或多或少有一些疾病，但私人牙医会提供保健服务。通过上述比较，我们很容易看出有私人牙医的人可以保持较高的生存质量。很显然，"喜欢购物""能够自由理财""经常外出""喜欢和朋友一起玩"和"做一些自己喜欢的事"的人，一般都比较长寿。

从本次调查结果可以看出，私人牙医不仅有助于维护我们的口腔功能，还能让我们活得更有质量。因为拥有一口健康的牙齿，可以让我们保持良好的生活状态，降低生活不能自理的风险。换而言之，拥有私人牙医（定期进行口腔保健护理）是健康长寿的一种有效方法。

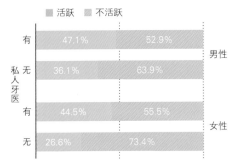
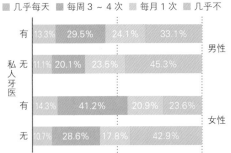

图 82　有无私人牙医的人的兴趣爱好及状态差异　　图 83　有无私人牙医的人的交友情况差异

参考文献

星旦二，東京都港区芝歯科医師会・芝エビ研究会：なぜ、「かかりつけ歯科医」のいる人は長寿なのか？ ワニブックス，2012.

　牙医的秘密

　　本书中有多个"牙医的秘密"专栏。2009 年，日本国立国语研究所提出了一个"'医疗用语'直白化"的建议，希望能让普通大众也能了解医学用语的含义。遗憾的是，牙科领域尚未得到很好的重视。牙科用语有哪些难懂之处呢？牙医有哪些秘密呢？

　　"嗯？真的吗？"——当我们在口腔诊所就诊时有这样的疑问，不妨大胆询问牙医，让他们为我们好好说明一番！

　　顺便说一下，"C"代表龋齿，也可以用于指代乳牙的尖牙。这真让人摸不着头脑啊！

何谓"补牙"

　　能看懂这个的日本人，想必不是牙医就是汉学家。补牙的日语汉字写作"补缀"，也就是填补的意思，是指用假牙或种植体来填补牙齿缺失的位置，还可用于表示填补龋洞。

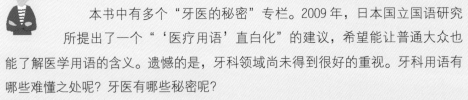

何谓"银牙"

"银牙"这个词由来已久，泛指所有呈现出银色的填充物和覆盖物。笔者对银牙进行了一个大致的分类，嵌体、全冠和固定桥都可以使用非自然色的金属材料进行制作。

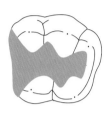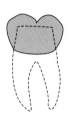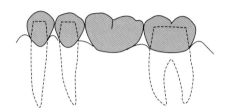

嵌体：嵌入内部　　全冠：从外覆盖　　　固定桥：连接若干颗牙齿

"桩核冠"的结构

"桩核冠"也是一个历史比较悠久的牙科用语，是把人工牙插入只留有牙根的牙齿里，其结构与以前相比，也有了很大的不同。现在的桩核冠须先创建核心底座，然后在其上方进行牙冠修复。过去还有一种桩与牙冠一体的结构，被称为桩冠。

桩核冠和种植牙的区别在于牙根是否保留，拔过牙的部位不能做桩核冠，留有牙根的部位也不能直接做种植牙。

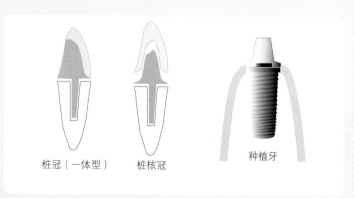

桩冠（一体型）　　桩核冠　　　　　　种植牙

2. 假牙的护理

牙菌斑也会附着在假牙上。如果假牙成了细菌的温床，不仅会影响到剩余的真牙，甚至还有诱发全身性疾病的风险，所以我们一定要做好假牙的日常清洁。

可摘局部义齿的复杂结构

一般来说，全口义齿的结构包括基托和人工牙，局部义齿的结构则多了金属卡环（图 84）。金属卡环背面不平整，所以牙菌斑很容易附着于假牙上，同时卡环又与真牙相接，结构复杂。那么，这种材质各异、形状复杂的假牙，仅靠牙刷真的就可以清洁干净吗？

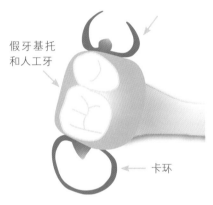

假牙基托
和人工牙

卡环

图 84　可摘局部义齿的结构（每个假牙的齿数和卡环的形状都不同）

假牙的清洁——牙刷刷净后浸泡于假牙清洁剂中

假牙上的微生物膜无法仅靠义齿牙刷或普通牙刷彻底清除，须配合假牙清洁剂，才能有效杀灭细菌。假牙取下后，先用义齿牙刷清除表面的牙渍和牙菌斑，清洗过程中应避免假牙不慎掉入排水管（图 85）。

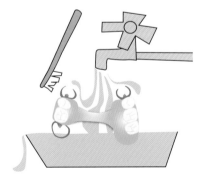

图 85　清洁假牙的注意事项（清洗时在水槽中放个碗，以免假牙掉入排水管）

呵护剩余真牙

清洁真牙需要使用牙膏，那么清洁假牙也需要吗？答案是不需要，但清洁假牙需要使用假牙清洁剂。每日用水冲洗并用牙刷清除假牙表面的牙渍和牙菌斑后，将其浸泡于假牙清洁剂中，这样可大大提升假牙的保养效果。除了要将假牙清洁干净外，也要细心呵护剩余真牙。特别是与卡环相接的真牙以及卡环内侧，要彻底清洁干净（图86）。

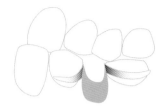

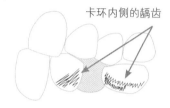

卡环内侧的龋齿

图86　彻底清洁卡环内侧（金属卡环内侧如出现脏污，会对剩余真牙的健康产生影响）

专栏　**全口义齿的秘密**

假牙分为两种——全口义齿和局部义齿，二者的区别不只在于牙齿的数量。局部义齿带有固定在相邻真牙上的卡环，这是用来防止假牙脱落的。全口义齿则通常没有这类结构。那么，为什么全口义齿不容易脱落呢？是否会有人认为是因为涂了假牙稳定剂呢？其实，即便没有假牙稳定剂，全口义齿也不会脱落。

全口义齿之所以能够牢牢地固定在牙龈和黏膜上，唾液绝对是功不可没的。位于耳下和舌下等特定部位的大唾液腺以及散布于整个口腔黏膜中的小唾液腺会分泌唾液，浸湿黏膜，从而使假牙内侧与黏膜之间的附着力增加，就像给假牙施加了魔法一般，让其牢牢地粘住黏膜而不脱落。

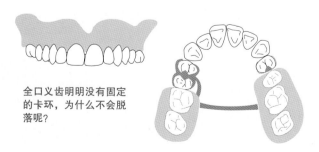

全口义齿明明没有固定的卡环，为什么不会脱落呢？

3. 及时发现、积极治疗口腔癌

最初，所有人都不知道口腔里居然也会发生"癌症"。

口腔内的癌症容易诊断吗？

日本国立癌症中心的数据显示，日本 2018 年约有 37 万人死于癌症，2017 年约有 98 万人被诊断出癌症。在这个数据中，口腔癌被划入了咽喉癌的统计范畴。日本 2018 年死于口腔癌的人数高达 7576 人，男性的死亡率接近女性的 2 倍（图 87）；口腔癌的 5 年生存率，男性约为 60%，而女性则约为 70%。口腔癌多见于舌，发于舌的癌症约占口腔癌总患病率的 60%，其次是发于下颌牙龈、口底和上颌牙龈。

口腔癌的病灶肉眼可见，张开嘴巴就能看到。但话虽如此，即使通过镜子观察口腔，也不能看到口腔癌全部的病灶区域。哪怕光线充足，口腔中也有很多诸如舌根或上颌后部等视线无法到达的部位。

无论哪种癌症，只要能做到早发现、早治疗，都可以提高生存率，术后的身体状况也能得到很好的维持。但即便是牙医，也很难做到单纯通过肉眼来识别早期口腔癌。因为口腔癌的种类繁多，变异也很多，有的形态像口腔溃疡，有的呈现白斑或红斑形态（图 88），甚至有的仅见患处肿胀而无其他任何变化。

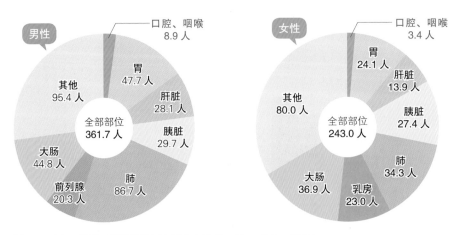

图 87　日本口腔癌、咽喉癌的死亡率（分性别，每 10 万人，2018）

（最新がん統計：https://ganjoho.jp/reg_stat/statistics/stat/summary.html．国立がん研究センター）

一般情况下，如果"口腔溃疡持续一周无好转"，或"病灶出现白色或红色的斑点"，或"病灶变黑"，就应立即去口腔诊所就诊。即便担心自己有患癌症的可能，也千万不要讳疾忌医，一旦得到"这是正常的口腔结构"或"这是牙周病"的诊断，不就能安心了吗？定期检查龋齿和牙周病，也有利于口腔癌的及早发现。

与口腔溃疡相鉴别

一般来说，早期口腔癌很容易与口腔溃疡混淆。口腔溃疡是指多见于口腔黏膜的溃疡点，呈圆形或椭圆形，疼痛明显，即使沾上酱油也会引起创面剧烈的疼痛，一般一周左右就会痊愈。口腔溃疡有很多类型，包括因为经常佩戴假牙而引起的溃疡、不小心咬破口腔黏膜而形成的溃疡、病毒感染所致的溃疡、全身性疾病引起的溃疡症状以及自身免疫性疾病引起的溃疡等。所以，一旦发现口腔内出现了异常，我们一定不能以一句"口腔溃疡"就简单略过，否则可能会漏诊甚至造成病情恶化。

还有一种情况，虽当前并未诊断为癌症，但未来很有可能会发生癌变，这种情况被称为癌前病变或癌前状态，这类疾病多为诸如口腔白斑病、口腔红斑病等常见口腔疾病（图88）。对于这类疾病，应该密切观察，必要时采取手术治疗。平时在刷牙和清洁假牙时，我们一定要养成观察口腔内情况的习惯。

口腔癌是很容易发现及诊断的，因此要做到早发现、早治疗。

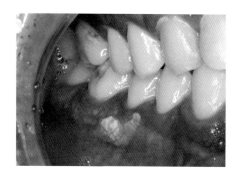

图88　癌前病变（白斑病）
（柴原孝彦编著，野村武史・柳下寿郎著：口腔がんについて患者さんに説明するときに使える本. 医歯薬出版, 2020.）

4. 调整心态，积极面对疾病

某些疾病，只要病因明确，患者就会得到"好的，这是某某病，用这个药就能治好了"的回复。但是，一般来说，疾病都不是由单一原因引起的，而是受到主因、次因、社会环境等综合因素的影响。

不同个体对疾病的易感性不同

不同个体，对疾病的易感性不同。除了基因的影响外，调节人体机能的植物神经、激素分泌、免疫功能等都会影响机体对疾病的易感性。当机体受到来自各方的压力时，身体的感受方式、处理能力和调整能力都会对身心和行为产生影响。

社会环境对疾病预后的影响不可小觑

以新型冠状病毒对全球的影响为例，疾病的病因都是新型冠状病毒，但病毒的传播速度又因各个国家的政策和经济状况，以及人口和国民性格等诸多因素的不同而有所差异。这一点，大家都深有体会。同样的一种疾病，其严重程度、能否治愈以及患者的健康恢复情况等，都会受到社会环境的影响。

不可过分苛求健康

如果对健康过分苛求，并将其视为一种自我责任，无时不鞭笞自己"要努力！""要做到最好！"那么在医疗保健上必将花费越来越多的时间和金钱。健康理念固然重要，但如果要求太多，反而会转变为一种压力。

当压力累积后，人体会出现各种变化，例如血压上升、脉搏加快、胃肠蠕动减弱、唾液分泌减少、出现磨牙症等。这就有些本末倒置了。当对自己或他人有

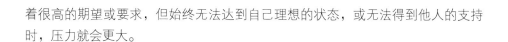

着很高的期望或要求，但始终无法达到自己理想的状态，或无法得到他人的支持时，压力就会更大。

学会自我调节

口腔护理也是如此。比如了解了"清除牙菌斑""刷牙"等基础知识后，我们就可以在日常生活中自我调理，以达到基本的口腔保健目的。在日常生活中，我们还应根据自己的生活方式和所处的年龄阶段，力所能及地调整自己的状态，通过慢养生来提升自己的健康状况。

无论是什么疾病，预防一定比治疗更重要。但是，即使真的生病了，也并非总是代表"坏事"或"不幸之事"，我们千万不要有这种消极想法。把生病视为一个自我检讨、提高问题解决能力（耐受力）的机会，这样不也很好吗？另外，如果遇到健康问题，我们还可以和专业医生一起讨论解决办法。

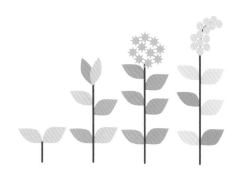

牙医的秘密 口腔操作中的红纸或蓝纸

虽然了解了这么多，但是我们依然会出现不知道现在该做什么才好的情况。例如在补牙后，我们可能会被要求咬住一张红色或蓝色的纸。这些纸是为了确认我们的牙齿咬合状况。当我们咬住红色或蓝色的纸时，牙齿便会染上颜色，由此牙医可以判断我们牙齿咬合的位置。在选择检测纸的颜色和形状时，应根据牙齿的咬合方式，或选择适用于单侧牙齿的检测纸，或选择适用于全牙的 U 形检测纸。这种检测过程其实就是在对我们的牙齿咬合进行"微调"。

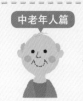

5. 牙刷的选择

随着时间的流逝，不仅我们的皮肤出现衰老症状，我们手指的握力及精细工作的能力也出现衰退。如果觉得刷牙出现困难，不妨改用更适用于老年人的牙刷类型。

努力"刷干净"牙齿

牙齿刷不干净的原因可能有多种，比如牙齿排列不齐、牙齿缺失或握持牙刷的力度下降等。对于预防牙周病而言，刷牙起着非常重要的作用。因此，努力"刷干净"牙齿，就显得非常必要了。

选择合适的牙刷

图89中的牙刷手柄整体较粗，曲线圆润、柔和。这种曲线更便于让大多数人抓牢，因为我们可以找到一处最容易抓握的地方，即使手部力量不够，也能轻松握持。

对于一般人来说，小巧的牙刷头能将牙齿刷得更干净；但对于牙齿很难刷干净的人来说，接触面积大的牙刷可能更好用一些。这种牙刷不仅适用于牙齿逐渐脱落、牙周病逐渐加重的老年人，也适用于牙周病风险逐渐升高的年轻人。

刷头

植入了牙刷刷毛的部位。左边的牙刷上有5列刷毛。

颈部

变窄的部位。有多种粗细度和长度。

手柄

手握持的部位。设计成了易于握持的形状。

各种牙刷不仅刷头形状各异，刷毛的排列、颈部以及手柄的粗细等也都各不相同。

选择牙刷时如果遇到困难，可以听取口腔医师或口腔卫生士的建议。

如果发现喜欢的牙刷，不妨记住产品名称、刷毛的硬度和牙刷的大小。

有些牙刷只在口腔诊所出售。

图89　牙刷术语小词典

试试电动牙刷

如果觉得手动刷牙费力，也可以使用电动牙刷，电动牙刷能达到轻松护理口腔的效果。电动牙刷分为使用声波振动的声波牙刷、依靠物理旋转的旋转牙刷以及使用超声波且有特定运动轨迹的其他牙刷（图90）。声波和超声波的分类是根据产品所使用的波长来划分的。

使用电动牙刷时无须手动，也无须太过用力，用力过度反而会降低牙菌斑的清除率，并使牙龈受损。

至于哪种牙刷更好，这取决于每个人的口腔状况和使用目的，建议咨询口腔医师或口腔卫生士后再决定。

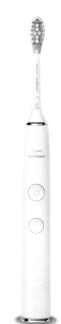

图90 电动牙刷

 口腔肌功能训练

英文的"English"在日语中的发音为"因格里续"，两者发音完全不同。发"English"时，正常第一个"en"的发音会让我们张开嘴角，但日语发"en"的时候，嘴角基本无须张开。拍照时大家会高喊"cheese"来保持微笑的表情，这个词的日语发音为"起子"。

我们可以通过学习英语，有意识地让平时不怎么使用的面部肌肉和舌肌活动起来。做面部表情时使用的肌肉统称为表情肌，咀嚼食物时使用的肌肉统称为咀嚼肌。此外，唱自己喜欢的歌曲或朗读文章，也是不错的选择。这些爱好的培养，不是为了工作，而是为了强身健体！

If you can dream it, you can do it.（只要有梦想，就能实现。）

——沃尔特·迪士尼

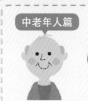

6.吞咽功能——吞咽食物的要点

口腔的作用不仅限于咀嚼，咀嚼过后的"吞咽"更重要。

进食通道和呼吸通道

喉咙中有两条通道，一条用于呼吸，一条用于进食。空气通过鼻子和嘴巴进入口腔，再经过咽部、喉部，最后进入气管。食物与空气一样，也会经过咽部，然后进入食道，最后进入胃。食物和空气经过咽部后，分别进入食道和气管这两个完全不同的地方（图91）。

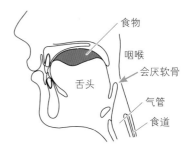

图91 食物经过之处（嘴巴紧闭是吞咽的必要条件。舌头和腭部贴紧后，食物被送入咽部）

食物不会进入气管

食物之所以没有进入气管而是进入食道，是因为每次吞咽食物时，口腔周围的肌肉受到吞咽反射的刺激，会引起声带闭合，会厌软骨如阀门一般，为气管"盖上盖子"（图92、图93），防止食物进入气管。

吞咽功能起作用的条件有：嘴巴能够紧闭，舌头能够贴在腭部，从而将食物送入喉咙；上下磨牙能够咬合，从而保持下颌稳定。吞咽功能是由"有牙齿（或佩戴假牙）""口腔和喉咙四周肌肉有力"和"存在正常吞咽反射"等因素决定的。吞咽功能下降会增加"呛到"的风险，也就是食物或饮料意外"吸入"气管。吸入性肺炎的发病是因为含有食物和

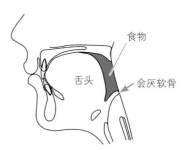

图92 吞咽反射（食物经过咽部后，在吞咽反射的作用下进入食道）

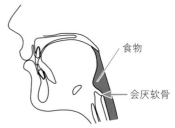

图93 食物"呛到"（食物落下时会厌软骨为气管"盖上盖子"，如果二者无法同时进行，就可能出现"呛到"的情况）

大量细菌的唾液没有正常进入食道，而是意外通过气管吸入肺部所致。

图 94 展示了进行口腔护理的人群和不进行口腔护理的人群肺炎发病率的对比结果。定期进行口腔护理的人群，由于口腔内的细菌含量较少，患肺炎的比例较低，可见口腔是身体免受肺炎困扰的第一道防线。研究表明，积极的口腔护理还有助于预防流行性感冒等呼吸道感染。可以说，前往口腔诊所进行口腔护理，是预防全身性疾病的第一步。

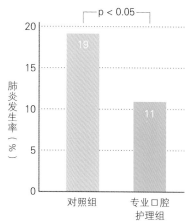

图 94　2 年内的肺炎发病率对比（与对照组相比，经过 2 年口腔护理的人群肺炎的发生率明显下降。Yoneyama 等，1999）

参考文献

1）米山武義，鴨田博司：口腔ケアと誤嚥性肺炎予防. 老年歯学，16(1):3 ~ 13，2001.

2）君塚隆太，阿部修，足立三枝子，石原和幸，加藤哲男，奥田克爾：高齢者口腔ケアは，誤嚥性肺炎・インフルエンザ予防に繋がる. 日歯会誌，26：57 ~ 61，2007.

专栏　**咀嚼功能评估**

让我们使用主观咀嚼能力指数评分表来对右边的 10 种食物分别进行咀嚼能力评分。

主观咀嚼能力指数评分表

能咀嚼	10 分
勉强能咀嚼	7.5 分
不太好说	5 分
不太能咀嚼	2.5 分
不能咀嚼	0 分

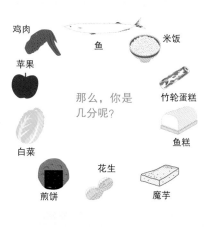

那么，你是几分呢?

满分为 100 分，若得分为 75 分以下就要注意了，应尽快去口腔诊所就诊，明确病因并通过治疗来恢复咀嚼力。早发现才能早治疗！

7. 积极尝试、尽早开始口腔功能评估

就像我们可以使用体重计测量体重一样，口腔功能的检测也很方便。为了能够拥有更好的运动能力和更广泛的兴趣爱好，我们应该先对作为营养入口的口腔功能有更好的了解。衰老是所有生物都无法避免的自然规律，但只要积极检查，就能尽快采取对策。

口腔功能的重要性

所有人都很在乎自己的健康状况，为了保持健康的体格以享受老年生活，我们通常会制订很多健康计划，例如"早晚散步""登山""经常练瑜伽"等，尽可能延缓身体机能的退化，以保证高质量度过晚年时光。

那么，你知道其实我们的口腔周围也分布着许多肌肉，且每天都在工作吗？口腔四周的肌肉具有多种功能，例如咀嚼食物（咀嚼功能）、吞咽（吞咽功能）、唱歌和说话（发音功能）等。吞咽时，口腔内的肌肉会做出无意识的反应，这种反应被称为吞咽反射，吞咽反射的维持对人体的健康非常重要。

随着年龄的增长，人体的唾液分泌会减少，口腔会变得干燥，所以很难吞下含水量低的食物。唾液分泌量也是衡量口腔功能的一个重要指标。

口腔功能评估的含义

正如我们的身体机能会随着年龄的增长而下降，口腔功能也不例外。当出现"吃不了硬的食物""喝茶或喝汤时偶尔会呛到"或"总觉得很渴"等表现时，就表明我们的口腔功能开始退化（图95）。

此外，如果我们在和家人一起享用美食时出现"吃饭速度减慢"或者"鱿鱼、章鱼、大肉块等食物剩下很多"等现象，那就尽快进行口腔功能评估吧。口腔功能评估包括唇舌运动评估、吞咽功能评估、咀嚼力评估、吞咽功能超声诊断、内窥镜检查等。

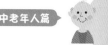

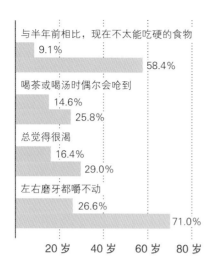

图 95　进食障碍（进食障碍有多种表现。引自日本 2015 年国民健康与营养调查，20 岁以上，男女合计）

　　了解口腔状况，将口腔功能评估结果及时告知腔医师或口腔卫生士，积极进行口腔肌功能训练以维持口腔功能，这样才能一直随心所欲地吃饭、聊天、大笑！

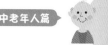 **专栏　30 秒起泡测定**

　　试试用杯子和水来评估自己的口腔健康状况吧。这项"30 秒起泡测定"非常简单，在家即可轻松完成。首先将水倒入杯中，然后含漱杯中的水 30 秒。

　　如果水从嘴角溢出或是被吞了下去，就要引起注意了，接下来就要多多进行口腔和舌部练习。

　　另外，如果漱口后的水看起来很脏，就要评估下自己的刷牙方式是否正确，及时纠正错误的刷牙方式。定期体检和洗牙也有助于预防龋齿、牙周病和口臭。

8. 口腔衰弱——口腔健康状况不佳

口腔衰弱已经成为如今这个健康长寿社会的一个关键词。衰老是不可逆的自然现象，口腔功能也会随之出现波动，当我们意识到这些变化的时候，就应该立即采取措施延缓这种变化。

口腔 + 衰弱 = 口腔衰弱

"衰弱"的英文写作"Frailty"，在传递这个新概念的时候，笔者喜欢使用外来语。事实上如果将"Frailty"翻译成"衰弱"，则很容易让人误会它是不可逆的。而口腔衰弱其实是一种口腔的不良状况，只要及时发现并采取合理的措施就能使其恢复如初，所以称其为"口腔功能的波动"会更合适一些。

口腔衰弱初期仅有某些口腔功能的微小变化，例如有点嚼不动硬的东西、牙周病导致咀嚼困难、偶尔喝茶会呛到、进食速度明显下降等。这是因为自己已经老了吗？不！千万别因为这种想法而对这些改变置之不理，因为口腔衰弱会对我们全身的机能产生不利的影响，长此以往，我们距离生活不能自理也就不远了。

扭转恶性循环

吃不了、嚼不动的东西越来越多，食欲下降，胃口变差，偏食导致的营养不均衡，尤其是缺乏蛋白质后，全身的肌肉量就会降低，从而进入"肌少症"状态。步行速度变慢，日常生活中提不起精神，活动量和能量消耗也在减少，吃不下东西——这是一个恶性循环（图96）。当然，这种恶性循环对心理健康也会产生影响。

所以，我们必须重视口腔衰弱，扭转这种恶性循环。在悠长的人生旅程中，我们积累了丰富的学识和阅历，现在正是开启新梦想、拓宽职业和爱好的新阶段，同时也到了该修整口腔的时候了（图97）。

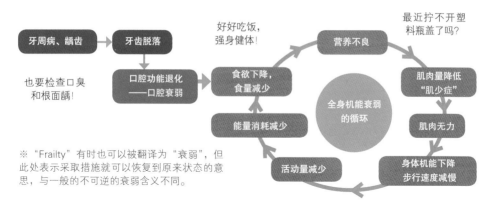

图 96　发现口腔衰弱并采取对策

（Xue QL ら：J Gerontol A Biol Sci Med Sci. 2008. より改変）

回顾过去的一年，自己的口腔状况如何？

如果出现 3 个以上的"是"，请前往口腔诊所咨询吧！

如果出现 5 个以上的"是"，就要接受专业的筛查了。

- 咬不动硬的食物？
- 喝茶或喝汤时偶尔会呛到？
- 经常口渴？
- 吞药越来越困难？
- 说话时舌头突然卡住？
- 总觉得有口臭？
- 吃饭速度慢了许多？
- 尝不出清淡的味道？
- 食物从嘴角溢出？
- 食物残渣总会残留在牙缝中？

图 97　口腔功能检查表

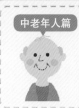

9. 口腔功能减退症——进食障碍

口腔衰弱分为四个等级，当我们忽视口腔健康的时候，就会触发第一级（图98）。

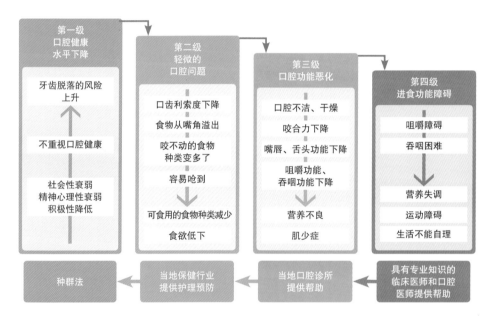

图98　口腔衰弱概念图（2019年版）
（日本歯科医師会：歯科診療所におけるオーラルフレイル対応マニュアル2019年版．）

压力累积会影响口腔健康

每个人都可能因为生活挫折、社会打击而产生心理压力。这种时候，我们或许就会忽视口腔健康。也正是这种时候，口腔衰弱可能就会悄悄来临，并影响我们全身的健康（图99）。

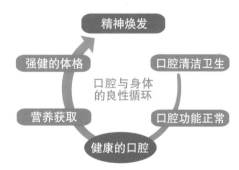

图99　口腔健康与生活质量（生存质量）的关系
イクル（（公財）ライオン歯科衛生研究所　武井らの図を一部改編）

对于老年人来说，如果长期忽略口腔护理，口腔中的细菌就会越来越多，牙周病的恶化也会增加牙齿脱落的风险，而很多老年人本就患有牙周病或根面龋。

到了出现轻微口腔问题的第二级后，咬不动的食物种类越来越多，口齿越来越不利索，食物从嘴角溢出或呛到的情况越来越多。如果置之不理，能食用的食物种类就会受到很大的限制，食欲也会减退。

所谓口腔功能减退症

到了第三级，舌头的活动能力下降，咀嚼功能下降，摄入不足，营养不良，致肌肉量减少，从而引发肌肉疼痛，使肌少症的风险增加。到了第四级后，老年人会出现进食障碍、咀嚼障碍，进食、吞咽困难，营养不良，活动受限，逐渐进入生活不能自理的状态。进食、吞咽困难可能导致食物进入气管，增加罹患吸入性肺炎和发生窒息事故的风险（图100）。口腔功能减退症虽然听起来有些可怕，但也是可以通过训练改善的（图101）。

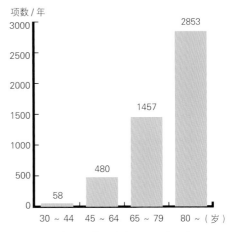

图 100　窒息事故数量统计（因意外将食物吸入气管易造成窒息事故，引自日本 2014 年人口动态调查）

口腔功能减退症的检查

①口腔卫生状况较差（口腔不洁）：舌苔粘连程度；

②口腔干燥：黏膜湿润度、唾液分泌量；

③咬合力低：最大咬合力、残存牙齿数；

④舌和嘴唇的活动功能下降；

⑤低舌压：最大舌压；

⑥咀嚼功能下降；

⑦吞咽功能下降。

图 101　口腔功能减退症的检查项目

参考文献

日本歯科医師会：歯科診療所におけるオーラルフレイル対応マニュアル 2019 年版.

问　答

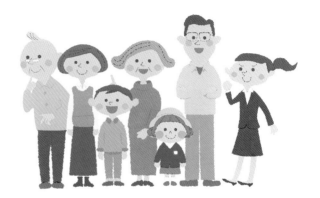

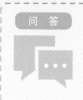

1. 种植牙治疗后不能使用含氟牙膏吗?

日本口腔卫生学会从文献数据库中收集了人体研究数据及基于五个角度展开的基础研究数据,旨在评估含氟牙膏引发种植体周围炎的可能性。事实上,目前在这个方面还没有任何针对人类的流行病学研究。之前的研究结果表明,钛种植体使用者停止使用含氟牙膏并无任何好处,反而会增加患龋齿的风险。

含氟牙膏会使种植牙生锈吗?

钛是一种可以用于口腔内的金属材料,例如种植牙(图102)和矫正器上的金属丝等。基础研究表明,钛(纯钛和一些钛合金)在酸性条件下会与氟发生反应,导致材料被腐蚀。近年来,业界普遍认为含氟牙膏中的低浓度氟会使口腔内的钛种植体发生腐蚀,而种植体腐蚀后表面形成的凹槽会成为细菌的温床,进而导致种植体周围出现炎症(种植体周围炎),故而提倡钛种植体植入者应避免使用含氟牙膏。这是基于基础研究进行多次推论后的结论,这一结论被大多数人所认可,并形成了种植体植入者不使用含氟牙膏的共识,因此,市面上也出现了针对种植体人群的不含氟牙膏。

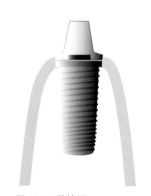

图102 种植牙

众所周知,对包括老年人在内的所有成人而言,含氟牙膏都能起到非常好的预防龋齿功效。而含氟牙膏会加大种植体周围炎的发生风险,则是基于非常有限的基础研究得出的论断。这种风险究竟是否存在,尚待进一步研究。

表5和图103显示了刷牙后口腔中氟残留量的研究结果。含氟牙膏的pH值始终处于中性范围(表5),在不漱口的前提下,刷牙后口腔中的氟浓度为15ppm;漱口后,则降为1~2ppm(图103),此氟浓度对钛种植体不会产生明显的影响。综合迄今为止的理论研究和人体临床实验结果来看,口腔中有钛材料

表5　使用含氟牙膏刷牙前后唾液 pH 值的变化

	实验前	刷牙后瞬间	5 分钟后	15 分钟后	30 分钟后
A	7.2	7.0	6.8	7.2	7.2
B	7.0	7.3	7.0	6.9	7.0
C	7.0	7.4	6.8	7.1	7.1
D	7.4	7.2	7.4	7.0	7.0
E	7.0	7.5	7.1	7.0	6.8
平均	7.1	7.3	7.0	7.0	7.0

（实验牙膏的 pH 值为 7.8，单次使用量为 1 ~ 2 cm）

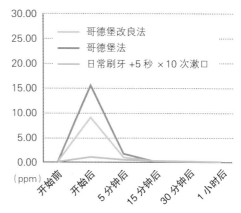

图 103　唾液中氟的残留浓度（每种刷牙方式的平均值，ppm）

种植牙或佩戴矫正器的人群，不能使用含氟牙膏的说法是没有科学依据的。现有的学术研究也表明，只要口中还有天然牙（真牙），即便使用了钛材质的牙科材料，也应该尽量使用含氟牙膏（图 104）。

用于专业护理的氟制剂	用于家庭护理的氟制剂
植入钛种植体后，应尽量避免酸化的高浓度氟制剂。	家庭护理中应每天使用氟制剂
禁忌 磷酸酸性氟化钠溶液，涂氟 **高患龋风险** 中性氟化钠溶液（一年数次） **低患龋风险** 不使用	**高患龋风险** 含氟牙膏 + 含氟漱口水 **低患龋风险** 含氟牙膏 如果是市售的含氟漱口水，可以每天配合含氟牙膏使用

图 104　关于氟制剂的使用

参考文献

眞木吉信：フッ化物配合歯磨剤とチタンインプラント周囲炎の関連性：日本口腔衛生学会の見解「チタンインプラント利用者にもフッ化物配合歯磨剤の利用を推奨する」．日本口腔インプラント会誌，30：174 ~ 181，2017.

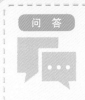

2. 氟之问与答

氟与牙科治疗中使用的金属、陶瓷和树脂等材料的相容性如何，会有什么影响？接下来，笔者将以问答的形式为大家说明。此外，我们也不能忽视一些反对使用氟的声音。

Q1 除了钛之外，其他的牙科材料会受氟的影响吗？

A1　在使用氟制剂进行牙齿清洁时，陶瓷、填充牙齿的优质树脂（复合树脂）等接近自然色的牙科材料表面可能会变得粗糙甚至变质。但这种变质只会出现在反复使用氟制剂或使用强酸性的高浓度氟制剂（氟浓度超过9000ppm，或酸性磷酸氟化钠）的情况下，所以不能绝对地将使用氟制剂与牙科材料劣化等同。

Q2 陶瓷和复合树脂材料会因接触氟而劣化，是基于什么原理呢？

A2　氟被广泛用于玻璃的表面处理工艺，可见其对玻璃是具有一定作用的。陶瓷和复合树脂材料中通常会添加玻璃成分以提高材料的强度和透明度，所以人们认为它们也会受到氟的影响。

Q3 如果我用过陶瓷或复合树脂材料，那还能在口腔诊所中使用氟疗法吗？

A3　口腔诊所会选择适合患者使用的氟产品。会引发陶瓷或复合树脂材料劣化的氟制剂只有强酸性的高浓度氟制剂（氟浓度超过9000ppm）和酸性磷酸氟化钠，如果使用的是中性氟化钠溶液或泡沫，就不存在这样的担忧。此外，酸性磷酸氟化钠能够很好地预防龋齿，因此临床上也有在使用具有劣化风险的材料的牙齿上覆盖一层凡士林，然后再涂布氟制剂的做法。

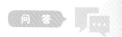

Q4 含氟牙膏、含氟漱口水会导致牙科材料劣化吗？

A4 当含氟牙膏、含氟漱口水所含的氟浓度很低（225 ~ 1500ppm），且为中性时，则即使频繁使用也不会引起材料劣化。

Q5 我应该停止使用氟吗？因为欧美有专家指出，氟具有致癌性，且可能对骨骼和内脏造成侵蚀。

A5 长期的流行病学研究成果显示，氟对龋齿的预防作用，无论是从安全性角度还是医疗经济角度，都是毫无悬念的。事实上，日本的医疗相关法律法规都已明确地将氟疗法定义为守护牙齿健康的一种积极方法。然而，某些媒体、机构和组织直到现在依旧基于某些毫无依据的言论，宣扬"氟反对论"。这种批判实际上是基于某些摄入过量或高浓度氟的动物实验的结果，以及细胞培养的实验结果进行推断后得出的结论。这种简单认为在动物身上出现的现象也同样适用于人类的观点，从生物反应的角度来说，是毫无科学依据的。

Q6 "含氟饮用水会降低智商（IQ）"的说法是真的吗？

A6 "氟会导致智商（IQ）下降"是目前存在国际性争论的一个问题。哈佛大学的研究小组曾在 2012 年 7 月提出过一项报告结果：小时候喝过高浓度氟饮用水的孩子，IQ 得分低于不喝高浓度氟饮用水的孩子。含氟自来水可能降低智商的言论正是源于此。2014 年，这份报告的部分内容发表在著名学术期刊《柳叶刀》上，从而引发了这场国际性争论。

日本口腔卫生学会出版了《澄清关于氟化物的 12 个误解与 4 个话题》（医齿药出版社，2018）一书，提出了反驳上述反对意见的证据，表明目前在发达国家没有任何正确使用氟化物而导致智商（IQ）下降的数据，并以通俗易懂的方式解释了氟在预防龋齿方面的有效性和安全性。"反复且毫无意义的氟争论"已经不单单是生命科学领域的问题，而上升为社会科学领域的问题。

参考文献

眞木吉信编著：新编 フッ化物をめぐる誤解を解くための 12 章＋4 つのトピックス. 医歯薬出版，2018.

3. 从关注高风险人群到关注所有人群
——从治疗到预防

"走在岸边，当突然听到一声'救命啊！'的时候，我们就会马上意识到有人落水了。于是我马上飞奔过去，将那人拖上岸。

"给他做完心肺复苏，确定他已经可以正常呼吸时，我欣慰于自己及时救下了一条性命。可就在我刚刚松了一口气时，又听到了求救的声音。

"我再次循着声音跳进河里，把落水者拉回岸边，并立即施以急救措施。可随即又听到了求救声，一个接一个的求救声几乎快要把我淹没。

"我不断地跳进河里救人，就连喘息的工夫也没有，更没有时间去上游看看到底是谁把这么多人推到河里的。"

（McKinlay JB, 1986）

"高风险陷阱"

疾病的正确治疗方法是在疾病发作之前（"河流上游"）采取预防措施，而不是在疾病发作之后（"河流下游"）再行急救。这想必是所有人都知道的道理。

可能让每一个人都患病的原因，我们称为"疾病高风险因素"。定期的口腔专业检查，不仅有利于口腔疾病的及早发现和及时治疗，也有助于疾病的预防及降低患病风险。这一点至关重要。换言之，就是要提前预知患病风险并主动预防，从而尽量推迟疾病发作的时间。

龋齿和牙周病的预防不是仅靠一次就诊就能解决的，需要时时监测，主动出击。例如，如果牙齿排列不齐，牙菌斑就很容易积聚，将来就很有可能发展成龋齿，因此必须做好预防措施。这时，可以进行窝沟封闭，或采用高浓度氟制剂进行预防。预防龋齿，维护口腔健康，这一点至关重要。因此，我们应定期评估预防和治疗中可能存在的风险，并针对风险实施针对性处理，形成"以控制龋齿风险为主的口腔医疗"。这与医生为高血压患者提供营养指导，并开具降血压药物（图105）是同样的道理。

除了关注龋齿的预防和治疗，积极控制高血压，"在河边挽救他人生命"

等，都是属于对高风险因素的关注。这对个人有重要的影响（"解决下游问题"），但对整个社会的影响力却是微乎其微的。可以说，仅关注高风险因素的方法，对于"基于公共卫生角度的保健措施"而言无甚裨益。如果旨在提升整个社会的健康水平，那么仅关注高风险因素的做法就会产生许多弊端。关注高风险因素，会让我们调高"高风险"的判断标准，从而令其

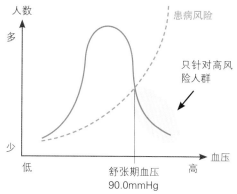

图 105　关注高风险（诊疗所预防科）

覆盖到尽可能多的人群，为了"及时采取措施"而将尚未出现症状的人群判断为"病患"并进行治疗。正如日本的做法，2018 年日本将高血压的判定标准下调至"140/90mmHg 以上"，但 2019 年日本高血压学会又一次下调了降压目标值，将超过 130/80mmHg 的人群定义为"高血压风险人群"（这一变化涉及约 2000 万人），并由医生对其进行健康指导、开具降压药处方。

龋齿等问题也是如此，提高高风险的判断标准，只会让越来越多的人被贴上"病患"的标签，但这本身并不能成为预防的一种手段。随着"病患"数量的增加，处方药的销量随之上升，进而导致医疗费用的快速攀升。这只会形成一个"满是病患"的社会，而不能增加"健康人群"的数量。

种群法

想要提升整个社会的健康水平，首先要做的就是减少占比最大的那部分人群（大众区）的患病风险，提升他们的健康水平（图 106）。只要位于大众区的人群更健康，整个社会的"健康人群"数量就能稳步提升。比如在高血压诊治方面，我们要做的不只是为少数高危人群开具处方，更重要的是降低全社会所有人的高血压风险，让现在没有高血压的人群将来也尽量不得高血压。例如在当地积极开展减盐活动，降低减盐产品的价格，让所有人都能轻松购买等等。通过提高"占比数量大"的人群的健康水平，可能会带来减少社会整体死亡人数和患病人数的"巨大成果"。以龋齿问题为例，经济型含氟牙膏的普及、自来水加氟、学校集体含氟漱口等都是改善群体健康水平的有效方法。

这种作用于整个群体，从而使整个群体远离疾病的方法称为种群法。这是通

过公共卫生政策或法律等方式改变社会结构，使大部分人远离疾病风险，从而创建"拥有更多健康人群的社会"的一种方法。

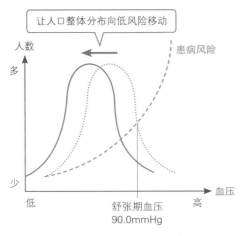

图 106　种群法（公共卫生、地区保健）

何谓"拔牙"

　　拔牙就是拔除牙齿，也就是将整个牙齿连根拔起。拔牙后如需缝合，一般一周后拆线。拆线就是拆掉用于缝合伤口的线。在日语发音中，拔牙与拆线的发音是相同的，所以拆线又被称为"拔线"。

何谓"牙髓摘除术"

　　当龋齿累及牙髓（牙神经），发展成牙髓炎时，就需要行牙髓摘除术。我们常常听到的"摘除神经"，事实上并非只摘除牙神经本身，而是把包含牙神经和血管在内的软组织部分摘除。如果边看文字、图片，边听说明，想必大家就能明白牙髓摘除术的做法，但乍一听这个说法，就会先被"摘"这个词吓住，会觉得医生要拔的是自己的牙齿。"不会吧，医生要让我拔牙？"这是很多人的第一反应。

何谓"义齿"

义齿就是假的牙齿。看到文字后可能多少能理解，但突然听到这个词时，很多患者都表示"无法和假牙联系起来"。义齿的英文为 denture，全口义齿的英文为 full denture，局部义齿的英文为 partial denture。全口义齿虽无金属卡环，但也不容易脱落，就像海苔紧紧黏在上颌一样，完全无须使用假牙黏合剂。

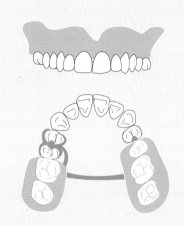

智齿、第三磨牙、8 号牙——同一颗牙

恒牙可以用数字进行编号。正中的两颗牙齿为 1 号牙，上下左右最内侧的第三磨牙则被称为智齿或 8 号牙。智齿的形态各异，有的完全不萌出，肉眼观察不到，有的部分萌出或全部萌出。

人们很难将智齿和第三磨牙等同，智齿一旦发炎，即智齿冠周炎，智齿周围会又肿又痛，甚至痛及喉咙，让人难以张嘴，就连吃饭都困难。

光固化灯

曾经有一个患者问我："医生在我的牙齿里填充了个东西后，就开始拿灯照。那个灯是做什么的？"牙齿填充的材料多为光聚合型复合树脂，上述灯的作用便是令光聚合型材料感光固化。这种光是可见光，与我们肉眼看到的太阳光、灯光都是一样的。在光聚合型材料开发初期，人们用于光固化的是紫外线。如今，随着发光装置性能的逐渐提升，在数秒内即可使材料固化。光固化也同样适用于美甲行业。

漱口水要与牙膏配合使用，含氟漱口水的使用应在 4 岁以后。

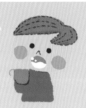

如果不考虑患龋风险，那么在无法漱口的情况下可以使用泡沫牙膏。

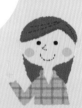

龋齿高风险因素

- 变异链球菌水平高
- 乳酸杆菌水平高
- 有时会出现唾液的分泌速度和缓冲能力降低的情况
- 佩戴牙齿矫正器等